AF300024

DES

HOMŒOPATHES

ET

DE LEURS DROITS

PAR

Le Dr Michel GRANIER

(DE NIMES)

Auteur des *Conférences sur l'Homœopathie*, — Membre de plusieurs
Sociétés savantes, — Médecin homœopathe officiel
(pour Nimes) de l'Association de Secours mutuels des chemins de fer de Paris
à Lyon et à la Méditerranée.

KRAFT IM RECHT.

PARIS

J. B. BAILLIÈRE ET FILS

LIBRAIRES DE L'ACADÉMIE IMPÉRIALE DE MÉDECINE, RUE HAUTEFEUILLE, 19.

LONDRES, H. BAILLIÈRE, | NEW-YORK, H. BAILLIÈRE,
219, Regent-Street. | 290, Broadway.

MADRID, C. BAILLY-BAILLIÈRE, 11, calle del Principe.

1860

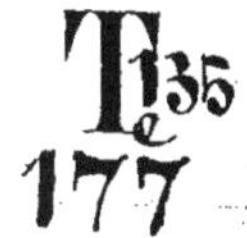

DES HOMOEOPATHES

ET DE LEURS DROITS.

DROIT DE TRADUCTION RÉSERVÉ.

NIMES. — IMPRIMERIE SOUSTELLE, BOULEVART SAINT-ANTOINE, 9.

DES
HOMŒOPATHES
ET
DE LEURS DROITS

PAR

LE DR MICHEL GRANIER

(DE NIMES)

Auteur des *Conférences sur l'Homœopathie*, — Membre de plusieurs
Sociétés savantes, — Médecin homœopathe officiel
(pour Nimes) de l'Association de Secours mutuels des chemins de fer de Paris
à Lyon et à la Méditerranée.

KRAFT IM RECHT.

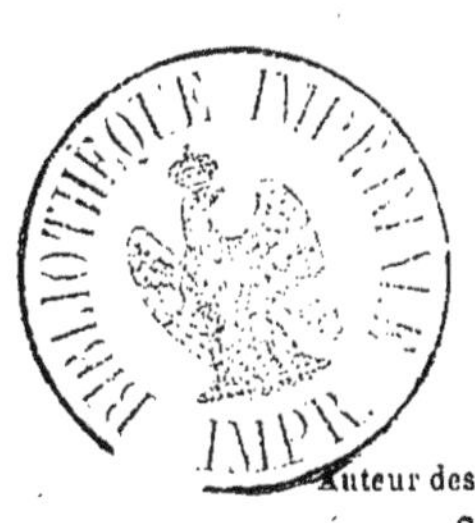

PARIS

J. B. BAILLIÈRE ET FILS

LIBRAIRES DE L'ACADÉMIE IMPÉRIALE DE MÉDECINE, RUE HAUTEFEUILLE, 19.

| LONDRES, H. BAILLIÈRE, | NEW-YORK, H. BAILLIÈRE, |
| 219, Regent-Street. | 290, Broadway. |

MADRID, C. BAILLY-BAILLIÈRE, 11, calle del Principe.

1860

1859

213
125,9

RÉSERVES

Je vais parler des droits de l'homme dans le domaine médical.

Je m'adresserai d'abord aux médecins, et surtout à ceux qui sont sur le parvis de la science officielle; c'est désigner les professeurs et les académiciens.—Je m'adresserai ensuite aux hommes qui, par leur rang ou leur état, peuvent manier les leviers du Pouvoir, et faire avancer ou reculer, selon leur volonté, la machine de toute innovation.—Je m'adresserai enfin au peuple,— et j'entends par peuple la somme de tous les citoyens soumis au pouvoir, mais libres et possédant le droit absolu de penser, de comprendre et de vouloir; — penser, pour examiner,— comprendre, pour juger des rapports,— vouloir, pour admettre ou rejeter ce qui favorise ou lèse leurs intérêts et leurs droits.

Je vais donc parler des droits de l'homme; mais, comme la critique des *expectants* ou des *obscurants* est toujours en travail pour falsifier la teneur des intentions, il est prudent, indispensable de faire certaines réserves : c'est-à-dire, avant d'entrer dans le domaine de la question, d'en tracer exactement les limites.

Quelles sont, de nos jours, les questions les plus brûlantes? Sans contredit, ce sont les questions religieuses, politiques et sociales. Voilà bien le terrain sur lequel s'appellent les duellistes des théories ; voilà bien l'atmosphère où se rencontrent, se heurtent, se brisent les météores de toutes les opinions ; voilà bien l'océan sur lequel la presse souffle chaque jour les tempêtes de tous les antagonismes. Mais tous ces duels, toutes ces opinions et tous ces antagonismes sont et doivent rester en dehors du domaine médical.

Que les vérités religieuses, politiques et sociales roulent, tranquilles ou agitées, dans leur ellipse respective, nous laisserons aux modernes pythagoriciens le loisir d'écouter leur discord ou leur harmonie. Mais que la Médecine soit ou ne soit pas dans sa véritable sphère d'attraction, soit ou ne soit pas dans le concert des vérités universelles, voilà ce qu'il nous importe seulement, mais surtout, de savoir et d'examiner.

C'est pourquoi je ne parlerai que de la Médecine, et ne résoudrai mes problêmes qu'au point de vue médical. Et, si parfois je suis obligé de toucher à des noms ou à des choses qui semblent sortir du cercle dans lequel je veux me renfermer, ce ne sera qu'à titre de comparaison ou d'induction. C'est pourquoi je fais mes réserves, c'est-à-dire que je proteste d'avance contre toute maligne interprétation de mes termes et de mes pensées. Je proteste contre la double face de l'ambiguité, et le masque des allusions. Je veux exposer ma discussion en plein soleil, fort de mes principes et de mes droits.

Il faut le dire tout d'abord, et avant d'entrer en matière. Qui sommes-nous? et que sommes-nous? Nous sommes Médecins, nous sommes Homœopathes, nous sommes citoyens français. Comme tels, sommes-nous soumis à des devoirs, et ces devoirs les accomplissons-nous? Comme tels, avons-nous des droits, et de ces droits, en jouissons-nous?

Voilà la question. — Question bien simple au premier abord, et qui, cependant, est encore un problême; — problême dont nous voulons aujourd'hui la solution.

Qu'entend-on par devoirs? Qu'entend-on par droits? — On doit entendre par devoirs : les obligations de faire ce que les lois commandent, ou de s'abstenir de ce qu'elles défendent. — De là, deux sortes de devoirs : positifs et négatifs.

Par corrélation, on doit entendre par droits : la faculté de jouir de tout ce que les lois accordent, ou de tout ce qu'elles ne défendent pas. — Les droits sont tous positifs.

Il ne peut pas y avoir de devoirs sans droits corrélatifs. Les droits et les devoirs se servent mutuellement d'arc-boutant, de contrefort. — Les droits naissent des devoirs. Les droits sont appuyés sur les devoirs, comme un édifice est appuyé sur ses fondements. — Donc, il est impossible que l'homme soit soumis à des devoirs, sans jouir de certains droits corrélatifs.

Ces principes posés, on peut distinguer plusieurs sortes de droits. — Généraux et particuliers, — directs et indirects, — absolus et relatifs. — Je néglige d'autres divisions qui sont inutiles à ma cause. — Je néglige aussi la définition de tous ces droits. Leur simple énoncé doit satisfaire la plus sévère logique.

— Et, maintenant, que voulons-nous?

— Nous voulons nos droits. — Nous accomplissons nos devoirs de citoyens et de médecins; or, si nous jouissons de nos droits de citoyens, nous voulons aussi jouir de nos droits de médecins. — Voilà la demande que nous adresserons au Pouvoir, jusqu'à ce qu'elle obtienne son juste accomplissement. Et en adressant cette demande au Pouvoir, nous adopterons cette devise de la médaille offerte au prince de Metternich, par le corps diplomatique autrichien, pour célébrer la 25me année de son ministère : KRAFT IM RECHT ; FORCE DANS LE DROIT.

I

LES DROITS FONDAMENTAUX.

~~~~~~~~

Et d'abord, il est nécessaire d'examiner et d'établir nos droits fondamentaux.

Ces droits, qui servent de fondement à tous les autres, sont ceux que Dieu a donnés à l'homme ; ceux, par conséquent, sans lesquels toute société croule, sans lesquels aucune société ne peut même s'établir.

Les deux premiers articles des *Droits de l'homme* les déclarent ainsi : Art. 1ᵉʳ. « Les hommes naissent » et demeurent *libres* et *égaux* en droit... » — Art. 2. « Le but de toute association politique est la conser- » vation des droits naturels et imprescriptibles de » l'homme. Ces droits sont : *la liberté, la propriété, la* » *sûreté*, et la résistance à l'oppression. »
~~~~~~~~

Portons ces droits dans la société médicale , et raisonnons :

Quels sont les éléments de toute société? — Ils sont au nombre de trois : Un Corps législatif, des Ministres et des Sujets. — Quels sont les éléments de la société médicale? — Ils sont aussi au nombre de trois : — Le Corps législatif résidant dans la Faculté ou Corps enseignant , — les Ministres, représentés par les Docteurs-Médecins, — et les Sujets , par les clients.

Je dois omettre le Pouvoir , assis au sommet de la pyramide sociale , puisque ce Pouvoir régit la société médicale comme la société politique. Dans les équations, on élimine les termes communs.

Le Corps législatif fait les lois qui régissent la nation; les Ministres les appliquent, les Sujets les reçoivent. Mais, intrinsèquement, c'est-à-dire devant la justice, tout citoyen est sujet de la loi ; le Ministre , comme le Législateur , même le premier Pouvoir. — De même les Facultés médicales font les lois qui régissent *les* maladies; les Médecins les appliquent ; les Malades les reçoivent ; mais intrinsèquement , c'est-à-dire devant *la* maladie , tout citoyen est sujet de la loi , les Médecins comme les Professeurs , — même le premier Pouvoir.

Serrons toujours la vis de l'analogie.

De 1814 à 1830 , le taux du cens électoral comprimait la liberté et surtout l'égalité ; droits les plus sacrés de l'homme. — De 1830 à 1848, la chaîne de restriction, en devenant plus mince, était devenue aussi plus longue. Mais depuis que le cens électoral a été enseveli dans l'urne du suffrage universel, nous sommes tous égaux, tous électeurs, tous éligibles. C'est-à-dire que tout citoyen français, jouissant de ses droits civils, peut être électeur, et arriver au Corps législatif.

— De même, dans le domaine médical, tout client a le droit de devenir Médecin, comme tout Médecin a le droit, — ou du moins DOIT AVOIR LE DROIT, — de devenir Professeur.

Poursuivons, et voici ma pensée :

La nation française n'est pas un état fédératif ; c'est une nation ; c'est-à-dire : une réunion d'hommes vivant sous les mêmes lois, en communauté de mœurs et de langage. — J'ai dit en communauté de mœurs et de langage, mais non en communauté d'idées. Ce qui implique la liberté de la pensée, car aucune puissance humaine ne peut enchaîner la pensée. — Or, si dans le domaine social la communauté d'idées n'est pas un devoir direct et absolu, si, par exemple, aucune loi n'appréhende la liberté religieuse, pourquoi dans le domaine médical ne jouirions-nous pas du droit de l'idée, de la liberté de la pensée ?

Mais je vais plus loin, et je dis :

Si, dans notre domaine social, chaque citoyen a, maintenant, le droit d'être électeur, de devenir législateur, et de plus, d'apporter à la Chambre législative ses opinions et ses idées personnelles, et si telle opinion, telle idée n'est pas un cas absolu d'exclusion ou d'admission, pourquoi, dans le domaine médical, chaque Médecin n'aurait-il pas le droit d'arriver aux Facultés, et d'apporter dans ces Facultés, ses idées et ses opinions personnelles ? Pourquoi tel système, telle doctrine n'auraient-ils pas le droit direct, absolu, de ne pas être flétri par des conditions d'exclusion ou d'admission, et de faire partie du Corps législatif médical ? — Devant les lois de la nation, y a-t-il plusieurs catégories de citoyens ? Pourquoi donc, devant les lois médicales, admettre plusieurs catégories de Médecins ? Devant le tribunal de la nation, y a-t-il des Catholiques, des Protestants et des Juifs ? Pourquoi donc, devant le tribunal de la science médicale, y a-t-il des Allopathes et des Homœopathes ? Si ceux-là sont égaux devant le droit national, ceux-ci doivent être égaux devant le même droit. — Donc, par conclusion rigoureuse et forcée, un Homœopathe doit avoir, aussi bien qu'un Allopathe, le droit d'arriver au Corps enseignant, ou aux Facultés, et d'y apporter sa liberté de pensée, de système et de doctrine.

Nous pouvons faire, maintenant, quelques observations pratiques sur les quatre points cardinaux de nos droits.

En condensant nos deux premiers articles, nous trouvons que les droits de l'homme en société, sont : la liberté, l'égalité, la sûreté, la propriété et la résistance à l'oppression. Je puiserai la définition de tous ces droits dans le corps des autres articles, sans les reproduire en entier, sans même les citer, afin d'abréger, et je ne dirai rien du dernier, parce que j'aurais trop à dire.

La *liberté* consiste à pouvoir faire tout ce qui ne nuit pas à autrui. Une dans son essence, elle présente cependant tant de faces, que je suis obligé de n'en examiner que les principales.

Au point de vue civil, la liberté est le pouvoir de faire tout ce qui n'est pas défendu par la loi ; — au point de vue politique, c'est la jouissance des droits que la Constitution accorde à chaque citoyen. Au point de vue philosophique, et d'après la définition d'un de nos modernes orateurs chrétiens les plus célèbres, c'est le mouvement, sans entraves, des volontés dans le bien. Quelle que soit donc l'acception que l'on donne à ce mot si élastique, si protéïque, la liberté renferme intrinsèquement le droit de posséder et d'exercer ses droits, sans préjudice des droits d'autrui.

J'aime peut-être encore mieux fouiller jusqu'à la racine du mot. — *Libertas* dérive de *libra*, balance. Puisque je trouve une métaphore, je vais l'appliquer à ma thèse. Si la liberté est une balance, un des plateaux doit contenir les droits et l'autre les devoirs ; ou bien encore, dans l'un des plateaux, mettez vos droits, et dans l'autre, ceux d'autrui. Quoi qu'il en soit, quel que soit le contenu, l'équilibre doit toujours régner entre les deux contenants, les poids doivent osciller dans un équilibre mobile, et dans la main de la justice.

Première conclusion : comme Médecins homœopathes nous ne voulons pas léser les droits des Allopathes, mais nous ne voulons pas non plus qu'ils lèsent nos droits. Nous ne voulons pas faire pencher la balance du côté de notre plateau, mais nous ne pouvons supporter plus longtemps qu'ils entraînent du côté de leur plateau le poids de nos droits. Nous voulons, en un mot, le mouvement sans entraves de nos volontés dans le bien.

L'*égalité* consiste en ce que la loi est la même pour tous, soit qu'elle protége, soit qu'elle punisse...

Nous sommes tous égaux ; voilà peut-être la vérité que les hommes savent le mieux sentir et comprendre. Enfants du même Dieu, nous sommes tous égaux. Sortis du même morceau de boue, selon l'énergique expression de Bossuet, nous sommes tous égaux. Cette vérité n'est peut-être négligée que dans le domaine médical. — Tous les médecins ont le même père, le divin Hippocrate, ils ont tous le même titre, la même mission, et ils ne sont pas égaux. On dirait que ce domaine est éclairé par deux soleils ennemis. — La loi est la même pour tous, dit l'article, soit qu'elle protége, soit qu'elle punisse. Le domaine médical est divisé en deux parties. Sur la nôtre ne sont plantés que les devoirs ; on dirait que les droits ne peuvent y pousser.

Deuxième conclusion : comme Médecins, comme Docteurs, comme possédant les mêmes titres que les Allopathes, les Homœopathes doivent être leurs égaux devant la loi, soit qu'elle punisse, soit qu'elle protége.

La *sûreté* résulte du concours de tous pour assurer les droits de chacun.

La sûreté repose sur l'unité et la solidarité, qui doivent unir les citoyens entre eux. En vertu de ce principe incontestable, n'est-il pas vrai que tous les citoyens auraient le droit de protester contre l'application injuste d'une loi envers un individu innocent ? N'est-il pas vrai que le droit d'un seul réveillerait, par la sympathie la plus énergique, les droits de tous ? Et cependant, voyez ce qui arrive dans le domaine médical ! Par la plus étrange aberration du sens moral, MM. les Allopathes voudraient briser les droits des Homœopathes, voudraient anéantir leurs titres et déchirer le diplôme qui leur confère leurs droits. Ici toute sûreté est rompue, parce que les liens de l'unité sont rompus. — Que deviendrait, par exemple, la sûreté d'un département de la France, s'il était privé de la protection de la loi, et s'il perdait le droit d'envoyer ses représentants à l'Assemblée législative ? Ce serait léser l'article 6 qui dit : la loi est l'expression de la volonté générale, tous les citoyens ont droit de concourir personnellement ou par leurs représentants à sa formation.

Troisième conclusion : les Homœopathes n'ont pas leur sûreté scientifique garantie, s'ils n'ont pas le droit de faire partie du Corps enseignant.

La *propriété* est le droit de jouir et de disposer de

ses biens, de ses revenus, du fruit de son travail et de son industrie.

Voilà un autre principe qui ne sera contesté par personne, pas même par les Allopathes. Or, dans le domaine médical, avons-nous une propriété? — Oui, nous avons une clientèle, nous avons un titre pour la cultiver. Nos biens sont nos doctrines, nos revenus sont nos convictions. Or, pouvons-nous jouir et disposer de nos biens, de nos revenus, ou de nos doctrines et de nos convictions, si nous n'avons pas le droit d'enseignement? Voyez ce père de famille qui possède une partie du territoire de la France, à titre de propriété légalement acquise, et dites-moi si quelque pouvoir peut le déposséder, le bannir de son domaine, ou bien lui interdire le droit d'apprendre à ses enfants l'art de cultiver ses biens ?

Quatrième conclusion : les Homœopathes doivent posséder le droit d'exploitation dans leur part du domaine médical, et ce droit ils ne peuvent le posséder s'ils sont bannis du corps enseignant.

Conclusion générale. — La Société médicale repose, comme la Société politique, sur des principes fonda-mentaux. Or, dans une nation, tous les citoyens jouissent des mêmes droits; donc, dans le domaine médical, tous les Médecins doivent aussi jouir des mêmes droits.

C'est ce que je voulais démontrer.

II

LES DROITS DE LA VÉRITÉ.

Traitée d'une manière générale , et selon les droits directs et indirects , absolus et relatifs...; transportée ensuite dans le domaine médical , et selon les mêmes droits , cette thèse pourrait se prêter à un développement presque infini ; mais je veux conserver à mes questions toute leur moëlle, et à mes arguments toute leur écorce logique. Aussi, je vais dérouler simplement une chaîne de propositions évidentes presque comme des axiômes.

Vouloir déclarer les droits de la vérité, semble tout d'abord une naïveté ; et , pour comprendre, pour admettre ces droits, il n'est certes pas nécessaire d'avoir médité le *Novum organum* de Bacon , *la Logique* de Port-Royal et *la Recherche de la Vérité* de Malebranche. La vérité est éclatante comme le soleil. Mais, comme cet astre, elle a des rayons infinis, et pour décomposer un faisceau de ces rayons, il faut le faire passer par le prisme de la logique.

Première Proposition. — **La Médecine est-elle une vérité ?**

Plusieurs personnes seront surprises de cette proposition. Les unes parce qu'elles n'y croient pas, les autres parce qu'elles la regardent comme évidente. C'est que de tout temps, il en a été ainsi ; de tout temps, on a cru et on n'a pas cru à la médecine. Déjà Hippocrate, dans un de ses traités, s'efforce de démontrer cette vérité contre la négation des esprits sceptiques. Est-il donc étonnant que de nos jours où le rationalisme veut sonder tous les mystères, où l'individualisme veut faire passer toutes les vérités par le foyer de son orgueil, est-il étonnant que l'on ne croie pas à la Médecine ? Je ne m'adresserai donc qu'à ceux qui croient à certaines vérités fixes, absolues, à ceux surtout qui croient aux vérités religieuses.

Oui, la Médecine est ; la Médecine est une des faces infinies de la vérité. La Médecine est une note de la grande harmonie des vérités, la Médecine est un rayon de la vérité universelle. Dieu a fait l'homme : âme et corps. Pour la santé de l'âme, il a donné la religion ; pour la santé du corps, il a donné la Médecine ; donc la Médecine est au corps ce que la théologie est à l'âme. cette équation est rigoureuse. Je néglige d'autres preuves philosophiques, celle-là me suffit ; je néglige le témoignage de la tradition, je néglige plusieurs textes des livres sacrés , toutes preuves puissantes contre les négations de nos modernes pyrrhoniens. Je me crois en droit de considérer le problème comme résolu, et passé à l'état d'axiome dans le traité des vérités scientifiques.

D'autres personnes s'étonnent d'entendre parler de Médecine ancienne et de Médecine nouvelle. Cela ne devrait pas être, en effet, mais malheureusement cela est. Déjà Hippocrate , faisant sans doute allusion aux cérémonies et pratiques secrètes des Asclépiades , parle , dans un de ses traités , de la *vieille* Médecine , et cherche à établir sur ses ruines les fondements de celle qu'il vient de créer. Il me semble donc que nous avons le droit, un peu plus de deux mille ans après, de parler d'une *vieille* et d'une *nouvelle* Médecine. La vieille, c'est l'Allopathie ; la nouvelle, c'est l'Homœopathie. Voilà les deux sœurs rivales qui se disputent le domaine médical.

DEUXIÈME PROPOSITION. — **Peut-il exister plusieurs Médecines vraies ?**

La vérité a plusieurs faces : chacune de ces faces est polie, unie, et ne présente qu'un seul plan , mais ce plan ne peut refléter qu'une individualité absolue. Or, d'après l'équation que nous avons établie entre l'âme et la religion , d'une part ; le corps et la Médecine, d'autre part ; s'il n'existe qu'une seule religion , il n'existe aussi qu'une seule Médecine. Or, il ne peut exister qu'une seule religion vraie, donc, il ne peut exister qu'une seule Médecine vraie. Cette conclusion effarouchera le rationalisme, je le sais, mais qu'importe ? Cela est. Que l'on prétende que pour arriver à la vérité, toutes les voies sont bonnes, que l'on prétende que le but à atteindre a des rayonnements sans nombre, allant aboutir chacun à une individualité; ce sont des arguments vermoulus... Que la religion se soit divisée en mille sectes, que la Médecine se soit divisée en mille doctrines, autant de sectes, autant d'erreurs, autant de doctrines autant d'erreurs. La vérité n'a qu'un foyer; et toute étincelle qui se sépare de ce foyer, brille un instant, tombe et meurt.

Enfin, la Médecine est un don de Dieu à l'homme. Or, Dieu ne peut lui avoir donné deux Médecines vraies; donc, il ne peut exister qu'une seule Médecine vraie.

Est-ce à dire pour cela que nous déclarant simplistes absolus, nous voulions bannir la variété de l'unité ? Non, nous voulons bien admettre la variété dans le mode, mais jamais dans la substance. Ainsi, radicalement, il n'y a qu'une vérité dans les sciences, qu'une vérité dans les lettres, qu'une vérité dans les arts, qu'une vérité en politique, qu'une vérité en philosophie, qu'une vérité en religion, et le concert de toutes ces vérités forment l'harmonie universelle.

TROISIÈME PROPOSITION : **Quelles sont les conditions de la Médecine vraie ?**

Ces conditions sont au nombre de trois. La Médecine vraie doit être UNE, INVARIABLE, SIMPLE :

1° UNE, c'est-à-dire UNE dans ses principes. Les principes d'une science doivent toujours converger vers le même foyer : la vérité; — l'unité est engendrée par la résultante des principes. Chaque principe doit avoir une valeur et une certaine portée individuelles , mais ils doivent tous rester solidaires , sous la dépendance de l'unité. Semblables aux colonnes d'un édifice , ils doivent réunir leurs forces pour supporter le dôme ; semblables encore à des astres roulant dans la même sphère , ils doivent emprunter leur éclat à l'astre-roi qui siége au foyer d'attraction.

Une dans sa pratique , la Médecine doit présenter à ses ministres une voie dans laquelle ils ne puissent pas s'égarer ; l'unité de la théorie engendre l'unité de la pratique. Des Médecins agissant d'après des principes certains et absolument définis, doivent nécessairement se rencontrer dans le domaine de la pratique. On ne peut supposer que des agents produisant les mêmes effets , ne soient pas sous l'impulsion d'une même cause , et réciproquement.

Une dans sa tradition , la Médecine doit présenter la trame la plus uniforme. La chaîne de ses documents historiques, depuis sa naissance jusqu'à nos jours, ne doit présenter aucune solution de continuité. Son premier anneau , attaché à la première manœuvre thérapeutique, doit communiquer avec le dernier anneau par le courant d'une tradition non interrompue.

2° La Médecine doit être INVARIABLE. Le raisonnement qui vient d'être énoncé, peut parfaitement coïncider avec cette deuxième thèse secondaire. L'unité amène l'invariabilité. La Médecine doit être fixe , invariable

dans ses principes, dans sa pratique et dans sa tradition. Si le mouvement est permis à ses principes , ce
doit être un mouvement de vitalité , comme le mouvement du sang qui parcourt son circuit , mais ne sort
jamais des artères. Si le mouvement est permis à sa
pratique, ce doit être un mouvement de progrès ,
mais invariable comme le mouvement de la terre autour
du soleil. Si enfin le mouvement est permis à sa
tradition , ce doit être un mouvement de témoignages
invariables, comme le mouvement d'un fleuve dont les
ondes enchaînées ne franchissent jamais les rivages.

3° La Médecine doit être SIMPLE. Les vérités se tien-
nent ; ce qui est *un* et *invariable* , est nécessairement
simple. Or, si la Médecine doit être simple dans ses
principes, à plus forte raison dans sa pratique. Son
mécanisme doit être, le moins possible , compliqué
d'engrenages et de leviers, afin que le mouvement soit
toujours libre. Or, le mouvement de la Médecine
s'exerce, il ne faut jamais l'oublier, sur des organes
malades, et rien n'est sensible, rien n'est susceptible
comme un organe malade ; par conséquent, il doit
demander le traitement le plus simple ; très-certainement, si ce théorême était proposé aux clients, à l'una-
nimité ils le résoudraient dans le sens de ma thèse.

QUATRIÈME PROPOSITION. — L'Allopathie possède-t-elle ces conditions ?

Malheureusement pour la Médecine officielle, une
négation , sur tous les points que nous venons d'examiner, répond à cette question. Non , l'Allopathie ne

peut posséder ces conditions, et nous le disons avec conviction, en dehors de tout esprit d'hostilité et de toute colère systématique.

Comment, en effet, Messieurs les Allopathes, pourriez-vous nous démontrer l'unité, la fixité, la simplicité de votre doctrine officielle? Essayez, dans vos chaires, dans vos savants écrits, dans vos pompeux discours, de nous démontrer ces propositions ; je vous mets au défi d'en venir à bout. Parlez-nous donc de votre unité dans vos principes. Quelle est votre méthode? Quel est votre système? Quelle est votre doctrine ? D'où venez-vous? d'Hippocrate ou de Galien? de Boerrhave ou de Van-Helmont? de Broussais ou de Barthès? Où allez-vous? au traditionalisme ou au rationalisme ? au vitalisme ou au matérialisme ? au dogmatisme ou à l'éclectisme? Un jour, il n'y a pas bien longtemps de cela, une voix criait dans votre désert : Où allons-nous! où allons-nous !! Des voyageurs égarés crient dans leur détresse : Où allons-nous ! Un équipage perdu sur l'Océan, sans ancre et sans boussole, crie dans la tempête : Où allons-nous !... Ah ! vous ne savez pas où vous allez !!! Eh bien ! dans quelque temps vous le saurez, nous vous le dirons...

Parlez-nous donc de votre unité dans votre pratique. Parlez-nous de vos formules, de vos drogues, de vos panacées. Parlez-nous surtout de vos consultations, lorsque vous êtes quelques-uns au lit d'un malade.... Mais non, ne parlez pas de tout cela : laissez tout cela dans la maison et ne faites point de scandale.

Je ne veux pas vous interroger sur votre *fixité*, vous ne pourriez pas me répondre. Quel système, dans votre histoire, n'a pas eu sa page de tradition ? Mais aussi, quel système a vécu plus d'un jour ? Quelle idole n'a pas été adorée ? Mais aussi quelle idole n'a pas été renversée ?

Vraiment, je n'ose pas, non plus, vous interroger sur la simplicité de votre doctrine, et tant que vous mettrez en œuvre vos remèdes composés, votre prodigalité du sang et tous vos vieux moyens de torture, je vous promets de ne pas vous interroger, de peur de vous faire rougir !

Cinquième Proposition. — **L'Homœopathie possède-t-elle ces conditions ?**

A cette question, vous répondez : Non ! ou plutôt vous ne voulez pas même l'examiner. Mais nous sommes-là pour répondre : Oüi, et pour vous le prouver quand vous le voudrez. Qu'est-ce que l'Homœopathie ? Si vous ne le savez pas, ce n'est pas notre faute. Les Homœopathes n'ont pas tenu la lumière sous le boisseau ; ils ont leurs traités, leurs journaux, leurs cliniques. — Nous savons d'où nous venons, nous savons où nous sommes, et nous savons où nous allons. Nous ne crions pas : Où allons-nous ! Où allons-nous !! Si vous ne savez pas où vous allez, voulez-vous savoir où va l'Homœopathie ? — Elle va au concert des vérités, elle va à l'harmonie universelle !

Nos principes sont bien connus ; ils se rattachent tous à un même anneau, et leur faisceau forme l'unité.

Cette unité, nous l'avons dans nos formules, dans nos prescriptions, dans nos consultations. Cette unité nous l'avons partout et pour tout. Nous sommes fixes, invariables. Aujourd'hui, l'Homœopathie est ce qu'elle était à sa naissance, et elle sera toujours ce qu'elle est aujourd'hui. Elle n'est pas simpliste, elle a le mouvement, le mouvement du progrès, mais ses principes tournent sur un pivot fixe et inébranlable. Notre doctrine est simple; venez dans nos cliniques, dans nos dispensaires, dans nos hôpitaux, et vous le verrez. Interrogez nos clients, et ils vous le diront. Notre doctrine enfin est assise sur la tradition, et *seule* elle est rattachée à la chaîne dogmatique médicale. Donc, elle possède et possède *seule* toutes les conditions de la Médecine vraie. Donc, elle ne peut pas être frustrée plus longtemps de ses droits.

Et n'allez pas dire que tout ce raisonnement n'est qu'une pétition de principe ; tout ce que je viens de dire est vrai. Nous l'avons déjà démontré dans nos écrits ; mais que l'on nous donne nos chaires, notre part du domaine de l'enseignement officiel, et nous le démontrerons encore mieux.

III

LES DROITS DE L'ERREUR.

Je sais bien que la formule de cette thèse a tout l'aspect du paradoxe le plus révoltant ; je sais bien que la logique la plus complaisante refuserait de bénir le mariage des deux termes de ce rapport.

L'erreur peut-elle avoir des droits ? — A cette question, je réponds : Oui et non. Or, cette réponse duplexe demande explication. Il s'agit, avant tout, de s'entendre. Les Allopathes prétendent que les Homœopathes sont dans l'erreur, et réciproquement, ceux-ci portent contre ceux-là la même accusation.

Mais, qu'est-ce que l'erreur ? — La philosophie répond que l'erreur est la négation de la vérité, comme le mal est la négation du bien, comme les ténèbres sont la négation de la lumière. Considérée sous ce point de vue, l'erreur n'est que cela, ou plutôt elle n'est pas. Il faut donc, pour lui prêter en quelque sorte une espèce de vie, une espèce de raison d'être, il faut la considérer, non point quant à sa substance imaginaire, mais quant à son mode, c'est-à-dire quant aux causes qui peuvent l'engendrer. Je ne veux pas chercher ces causes dans les divisions plus ou moins subtiles de la vieille scolastique ; je ne veux pas non plus faire revivre les IDOLA de Bacon. Il n'est qu'une de ses divisions qui puisse s'appliquer à ma thèse, c'est l'IDOLA THEATRI, l'idole qui est assise sur le théâtre des systèmes.

Dans l'espèce, donc, qui doit seule nous occuper, je définirai l'erreur : Une fausse opinion qu'on adopte ou par ignorance, ou par défaut d'examen, ou par défaut de raisonnement. — Or, cette opinion a-t-elle quelque droit devant le tribunal de la science ? — Oui elle a au moins le droit de se faire juger avant d'être condamnée.

Examinons cette thèse, elle est de la plus haute importance ; car, comme dit Lactance : *Primus autem sapientiæ gradus, est falsa intelligere.* Or, il est souvent difficile de *découvrir le faux*, selon l'expression du philosophe africain. « En fait de science, dit » encore un de nos écrivains modernes, il n'est point » d'opinion inébranlable. Ce que le raisonnement et » l'expérience ont établi, les raisonnements et les faits » contraires peuvent le renverser : telle est la loi de la » science et la règle de tout esprit logique. »

J'ajoute, comme complément, ces paroles d'un célèbre penseur : « Une découverte, à son apparition, » semble ridicule si on la juge par comparaison aux » moyens connus. »

Et cette conclusion énergique de Condillac : « Quand » les choses en sont parvenues à ce point, quand les » erreurs se sont ainsi accumulées, il n'y a qu'un » moyen de remettre l'ordre dans la faculté de penser : » *c'est d'oublier tout ce que nous avons appris, de* » *reprendre nos idées à leur origine, et de refaire,* dit » Bacon, *l'entendement humain.* »

J'ose me servir de cette belle expression du philosophe anglais. Oui, dans les doctrines médicales, IL FAUT REFAIRE L'ENTENDEMENT HUMAIN.

Mais je reprends ma définition de l'erreur et je dis : Les Allopathes nous accusent d'avoir, en Médecine, une fausse opinion. — Soit. Mais il faut nous le prouver, et nous avons le droit d'exiger leurs preuves, avant qu'ils aient acquis le droit de nous déposséder de cette prétendue fausse opinion ; car aux termes de l'article 9, des *Droits de l'homme,* « tout homme est présumé innocent, jusqu'à ce qu'il ait été déclaré coupable. » Dans tous les cas, si nous avons adopté l'erreur, ce n'est pas sans examen. Depuis un demi-siècle, les disciples de Hahnemann méditent sa doctrine, sondent tous les secrets de sa pratique, et puisent dans les résultats qu'ils obtiennent tous les jours des convictions de plus en plus profondes.

Nous ne péchons donc pas par défaut d'examen,

nous ne pouvons pécher que par ignorance, ou par défaut de raisonnement. C'est logique, il faut en convenir, mais la conclusion n'est guère flatteuse, ou plutôt, elle est trop humiliante pour que nous ne demandions pas le droit de la repousser de toute la force de notre légitime orgueil.

Mais si je rétorque l'argument, si je me charge de prouver à nos adversaires qu'ils ne connaissent pas notre doctrine, s'ils sont accusés et convaincus de ne pas la connaître par défaut d'examen, que répondront-ils et comment pourront-ils repousser les conclusions qu'ils veulent nous appliquer?

Du reste, MM. les Allopathes, si vous ne le savez pas directement, vous pressentez du moins ce que nous sommes, ce que nous voulons, et ce que nous deviendrons. Car, pourquoi nous attaquez-vous? Pourquoi nous persécutez-vous avec tant de violence? On n'attaque que ce qui résiste ; or, ce qui résiste a de la force; donc l'Homœopathie qui résiste à vos coups a de la force, et la force de vos attaques ne sert qu'à mesurer la force de sa résistance, c'est-à-dire de sa puissance.

Mais continuons à raisonner, et examinons l'erreur sur tous les points qui peuvent entrer dans notre thèse.

1° Ou l'erreur est déjà établie, ou elle cherche à s'établir. L'Allopathie se trouve dans le premier cas. Je veux dire que c'est une erreur établie, une erreur dont le règne a duré trop longtemps, mais qui doit disparaître comme la nuit devant le soleil.

Or, en tant qu'erreur déjà établie, l'Allopathie possède-t-elle quelque droit contre nos accusations? Oui, elle possède le droit de se faire examiner.

Les Allopathes peuvent nous opposer cet axiome de droit civil. « *Melior est conditio possidentis* » Cela est vrai, ils sont en possession de l'enseignement exclusif, ils ont donc le droit d'être examinés les premiers, avant d'être dépossédés, et en cela seul consiste tout leur droit. Pourquoi donc refusent-ils l'enquête ?

L'Homœopathie est dans le second cas, c'est-à-dire que c'est une erreur voulant s'établir dans le domaine médical. Et en cela, a-t-elle quelque droit? Oui, elle a le droit de se faire examiner, avant qu'il lui soit défendu de franchir les premières limites de ce domaine.

2° Ou l'erreur est sans titre, ou elle est titrée. — Une erreur sans titre n'a aucun droit, c'est évident. Que cette erreur se présente sous la forme d'un *blanc* ou d'un *noir*, d'un européen ou d'un américain, si elle n'a aucun titre elle n'a aucun droit. Un individu quel qu'il soit, s'il n'est pas Médecin, doit être chassé du domaine de l'enseignement médical, voire même du domaine de la clientèle ; point de diplome, point de droit. Nous admettons et nous proclamons cet axiome. Mais lorsque cette prétendue erreur est titrée, lorsqu'elle possède les connaissances voulues par la loi, lorsqu'elle peut présenter un diplome égal à votre diplome, elle doit avoir des droits égaux à vos droits. Or, les Homœopathes bien et dûment diplomés, et repoussés malgré leur titre du domaine de l'enseignement, ont-ils quelque droit? — Oui, sans doute, ils ont le droit de faire examiner leur doctrine, ou leur prétendue erreur, avant d'être exclus de l'enseignement; ils ont le droit, en un mot, de faire examiner leur diplôme avant qu'on le déchire.

3° Ou l'erreur est particulière, ou elle est générale. Est-il possible qu'un homme dont l'opinion heurterait toutes les opinions reçues et adoptées jusqu'à lui, soit en possession de la vérité? — A la rigueur, Oui; on en a vu, et il serait facile d'en citer des exemples. Cet homme serait-il en droit, dans ce cas, de faire valoir son opinion, considérée comme une erreur? — Oui, sans aucun doute. Mais enfin, il est permis d'entrer en contradiction ouverte et légale envers quelqu'un qui est seul de son avis. Dans ce cas, encore, on s'exposerait à commettre une injustice, et cette injustice serait un peu pardonnable. Mais lorsque plusieurs hommes, lorsque dix mille, lorsqu'un million d'hommes ont tous la même opinion, est-il possible qu'ils soient dans l'erreur? Non, c'est impossible. Et, afin de prévenir toute fausse application de cette assertion, je suppose, bien entendu, tous ces croyants *uns*. Uns dans leurs dogmes, uns dans leur symbole. Or, est-il possible que leur croyance soit une erreur? — Non, ce serait la plus étrange déviation de la boussole morale.

De toute nécessité, il faut employer ici la logique des chiffres; c'est une argumentation assez bien reçue dans notre siècle qui se pique d'être positif. — Combien sommes-nous? — Nous sommes environ dix mille Docteurs homœopathes répandus dans le domaine médical. Or, on peut bien supposer que chaque praticien compte environ cent clients ; cette moyenne n'est pas exagérée. Au nombre dix mille, nous allons donc ajouter deux zéros, et nous obtiendrons le nombre : un million. Donc, nous sommes un million à partager la même erreur, car il va sans dire que les clients partagent les convictions de leur Médecin. Voilà donc une erreur qui peut, sans trop dépasser l'élasticité de l'analogie, être comparée à une erreur générale, puisqu'elle est générale à tout un corps, à toute une société de croyants.

L'erreur commune fait le droit, disait une loi romaine. Or, si notre croyance ou notre erreur, comme vous voudrez, ne fait pas le droit, ne constitue pas un droit, elle possède du moins le droit de se faire examiner et d'obtenir une enquête.

Répétons le mot de Bacon : « Il faut refaire l'entendement humain » et pour refaire l'entendement humain, il faudrait une enquête sérieuse, sévère, impartiale, seul moyen d'aller à la recherche de l'erreur. On emploierait alors les principales sortes d'enquêtes mises en œuvre dans les procédures civiles, c'est-à-dire une *enquête contraire* ou *contre-enquête* en faveur des défendeurs ; une enquête *directe,* en faveur des demandeurs ; une *enquête par commune renommée,* dans laquelle on appellerait comme témoins les clients des doctrines opposées ; *une enquête par écrit* , dans laquelle on examinerait, de part et d'autre, les aveux , les témoignages , les opinions , les systèmes contenus dans les ouvrages qui forment les bibliothèques des deux Ecoles; enfin , une *enquête respective*, par laquelle on établirait des expériences légales et publiques , pour mettre en antagonisme les doctrines et les juger d'après leurs œuvres. Celle-là serait une *enquête parlementaire*.

Voilà ce qu'il faudrait , voilà ce qu'il faut, voilà ce que refusent nos opposants , parce qu'ils savent bien que ce duel serait un duel à mort , et que leur arme pourrait éclater dans leur main.

Et maintenant, un esprit logique et dépouillé de toute prévention , sentira ce que j'ai voulu dire en proclamant les droits de l'erreur , et conclura avec nous : que l'erreur, munie d'un titre légal, a au moins le droit d'être appelée devant le tribunal de la science, avant d'être expulsée du domaine de l'enseignement officiel.

IV

LES DROITS DES TRIBUNAUX.

Mais, dira-t-on, l'Homœopathie a été jugée et condamnée.

L'Homœopathie a été jugée et condamnée !!! —
Où? quand? en qui? et par qui ? — Je demande une
réponse à ces quatre questions, mais une réponse
scientifique, éclairée et loyale.

Nos ennemis ne négligent aucun moyen d'attaque
contre notre doctrine. Les uns, c'est-à-dire les *obscurants*, prétendent qu'elle a fait son temps, qu'elle
est morte, et qu'on n'en parle déjà plus. Les autres,
c'est-à-dire les *expectants,* s'étonnent de la voir encore
en vie, mais attendent sa mort du jour au lendemain,
comme les pâtres de Pise qui s'étonnent de voir la
fameuse tour penchée, toujours debout, ou, comme

des matelots novices , voyant le soleil remonter à l'horizon, s'étonneraient , chaque matin , que cet astre ne s'éteigne pas en traversant l'océan. D'autres , enfin , se chargent de prouver que l'Homœopathie a fait ses preuves, et qu'elle a succombé à la peine: Ceux-là , entendant répéter que notre doctrine a été soumise à plusieurs expériences , qui ont amené sa mort , le répètent à leur tour , et finissent par le croire, aveuglés ainsi par la colère la plus injuste , ou fascinés par la bonne foi la plus naïve.

Rappelons-nous l'article 9 des *Droits de l'Homme.* On peut le traduire ainsi : « Nul ne peut-être jugé qu'après avoir été entendu ou légalement appelé. » Or , l'Homœopathie a-t-elle été appelée et entendue ? — Non-seulement elle n'a pas été appelée , mais elle a été repoussée lorsqu'elle s'est présentée. Non-seulement elle n'a pas été entendue , mais ceux qui l'ont condamnée ne la connaissent même pas.

L'Homœopathie a-t-elle été soumise à une expérience sérieuse , légale, authentique ? Une expérience ainsi conçue , ainsi dirigée, doit posséder plusieurs conditions :

1° *Le temps.* Comme les maladies parcourent, en général , certaines périodes, et comme le cadre nosologique renferme un très-grand nombre de cas individuels , pour suivre toutes ces périodes , et pour adapter une méthode médicale au cercle des cas morbides qui se présentent dans le cours d'une expérience , il faut du temps. D'ailleurs, chaque saison produit ses maladies particulières ; il faut donc à une expérience au moins une durée de trois mois. Quelques jours, quelques cas, quelques ordonnances ne peuvent suffire pour juger d'une doctrine à l'œuvre.

2° *Le lieu*. Tous les lieux ne sont pas propices à des expériences homœopathiques. Dans un même hôpital, toutes les salles ne peuvent convenir aux manœuvres de notre doctrine. Il faut un lieu préparé, c'est-à-dire séparé de tous les autres, et purifié de toutes sortes d'émanations naturelles ou morbides.

3° *Les sujets*. La plus grande impartialité doit présider au choix des sujets. Il ne faut pas que telle méthode ait à traiter des maladies bénignes et sans gravité, tandis qu'à l'autre seraient dévolus seulement les cas les plus graves, les plus désespérés et au-dessus des ressources de toute doctrine médicale.

4° *Les moyens*. Il est évident que chaque combattant doit se servir de ses propres armes, et jamais de celles de son adversaire. Les règles de tout antagonisme scientifique doivent prescrire cette condition absolue. Que les Allopathes et les Homœopathes agissent chacuns d'après le principe de leur doctrine, cette condition doit être aussi strictement observée ; tout empiètement de terrain produirait la confusion la plus absurde.

5° *Les témoins*. J'entends ici par témoins : et ceux qui assistent aux expériences dans l'attitude passive de l'observation, et ceux qui secondent les prescriptions des Docteurs adversaires. Il est encore évident

que les uns comme les autres doivent rester fidèles à
leur rôle, et ne se rendre jamais coupables de manœuvres secondaires et frauduleuses, qui pourraient com-
promettre les résultats de l'expérience.

6° *La bonne foi*. Chaque expérimentateur doit pouvoir compter, avant tout., sur la bonne foi de son
antagoniste. Il faut ici la bonne foi la plus religieuse,
la plus sacrée, et cette condition est tellement absolue,
que j'aurais dû la mentionner la première. Que devient
la pudeur médicale , que devient la dignité doctorale
si ces expériences sont menées sourdement par certaines manœuvres dignes tout au plus d'être qualifiées
de jonglerie et de charlatanisme ?

7° *Les conclusions*. Il faut enfin que les registres
tenus très-régulièrement, en parties doubles, et revêtus
de la signature des expérimentateurs , portent à la
connaissance du public les conclusions des expériences.
Chaque traitement doit présenter ses formules , chaque
succès ou insuccès doit présenter son chiffre.

Voilà comment doit être dirigée une expérience
authentique , c'est-à-dire une expérience digne d'être
assimilée *aux actes authentiques* que la Jurisprudence
appelle des actes émanés d'officiers publics , et accom-
pagnés de toutes les conditions exigées par la loi pour
que foi y soit ajoutée.

Or, de toutes les prétendues expériences que vous
nous alléguez, je vous défie de m'en citer une , une
seule, qui revête tous ces caractères. Je ne puis entrer
ici dans aucuns détails ; je ne puis faire l'historique

de tous les mensonges, de toutes les inventions, de toutes les calomnies que l'opposition systématique veut bien décorer du nom d'expérience; ce serait trop long : car, comme dit Montaigne, il y a plus à faire à interpréter les interprétations, qu'à interpréter les choses. Il me suffit de citer tous ces opposants à la barre de l'opinion publique, et de porter à la connaissance de qui de droit, qu'une expérience, telle que je viens de la décrire, et seule capable de prouver la valeur d'une doctrine, n'a pas encore été faite. Du reste, s'il le fallait, nous nous chargeons de le prouver.

Voulez-vous, d'ailleurs, une preuve sans réplique comme quoi toutes ces prétendues expériences n'en sont pas, ne prouvent rien et n'ébrèchent en rien le terrain de notre doctrine? Cette preuve, c'est le défi de M. Bouillaud. Ce professeur disant en pleine Académie qu'il faut soumettre l'Homœopathie à l'expérience et en finir une bonne fois avec elle, prouve évidemment que l'Homœopathie n'a pas encore été jugée, et qu'elle vit encore. Un Tribunal revient-il sur le jugement d'un homme condamné justement à mort et ayant subi sa peine?

Mais la critique relève la tête et pousse des sifflements plus aigus. Au moins, dit-elle, vous ne pouvez nier que votre Homœopathie n'ait été jugée et condamnée, il n'y a que quelques mois, par le Tribunal civil de la Seine. — Un moment, dame vipère, ne sifflez pas si fort; écoutez !...

Que les Homœopathes aient été condamnés par ce

Tribunal , c'est possible , et nous n'avons pas la moindre intention de revenir sur ce jugement, puisque la loi s'y oppose ; mais , que l'Homœopathie ait été jugée et condamnée , ceci est une autre affaire , et nous avons le droit absolu de faire comprendre cette distinction à l'opinion publique.

Or , qu'est-ce qu'un Tribunal , dans son acception légale ?

— Un Tribunal est la juridiction d'un magistrat ou de plusieurs qui jugent ensemble.

Que signifie juridiction ? — Ce mot signifie l'administration de la justice. Il a sa racine dans ces deux termes latins *jus (juris) dicere* — dire le droit. Or, comme il y a plusieurs sortes dè droits, il y a autant de sortes de juridictions. Juridiction civile , ecclésiastique , militaire , etc... Ce qui signifie que chaque juridiction doit s'exercer dans le cercle de son droit et n'en jamais sortir. Chaque Tribunal a donc son droit, mais les Tribunaux s'opposent leurs limites réciproques. Cela est et cela doit être , sous peine de porter des jugements nuls. Avez-vous jamais vu des évêques présider un conseil de guerre ? Avez-vous jamais vu des officiers assis dans un Concile ? — Par assimilation rigoureuse , des Médecins peuvent-ils échanger leur toque doctorale contre la toque de la Cour d'assises ? Les avocats connaissent-ils les salles d'un hôpital comme les salles de leur Palais-de-Justice? Avez-vous jamais vu réunis , dans le même volume , les *Aphorismes* d'Hippocrate et le *Digeste* de Justinien ?

Chaque Tribunal a donc sa juridiction *spéciale*, ou son droit de *dire le droit*. Or, pour dire le droit ou juger, que faut-il? — De toute rigueur, il faut d'abord le *sujet*, — il faut ensuite connaître ce *sujet*, —il faut, enfin, des témoins qui déposent pour ou contre ce *sujet*. Il aurait donc fallu, pour que le Tribunal de la Seine jugeât l'Homœopathie, que l'Homœopathie fût en cause. Or, telle n'a jamais été la question. Un certain journal, appelé l'UNION *médicale*, — titre qui renferme l'antithèse la plus échevelée, titre qui restera absurde et illogique tant qu'il sera vrai qu'il n'y a pas deux Médecins allopathes d'accord dans leur théorie et leur pratique, — l'*Union médicale* déversa un jour sur la tête des Homœopathes les injures les plus grossières et les plus flétrissantes, injures capables de sortir seulement de la bouche d'un homme connaissant aussi peu les principes de l'Homœopathie, que les lois de l'urbanité française.

Les Docteurs homœopathes, ainsi insultés dans leur titre, leur honneur et leur dignité personnelle, avaient-ils le droit d'attaquer leurs détracteurs en diffamation? — Très-certainement. — Devaient-ils perdre leur cause, avec tout leur droit, non; mais, ils l'ont cependant perdue. — Ainsi soit-il! n'y revenons pas. — Mais notre doctrine devait-elle, pouvait-elle entrer dans cette affaire? — Non. — Cependant cette injustice a été commise, au mépris du plus gros bon sens. Car, pour *dire le droit*, il faut connaître le sujet, avons-nous affirmé en second lieu. Or, pour juger une doctrine, il faut la connaître dans son essence, dans son histoire, dans ses tendances, dans ses titres et dans ses œuvres. Or, l'Homœopathie a-t-elle été jugée ainsi? MM. les magistrats, qui se sont permis de parler contre l'Homœopathie, la connaissaient-ils aussi bien que le *Jus Romanum?* Et le Rédacteur de l'*Union médicale* la connaissait-il? — Peut-être un peu moins mal que les avocats, mais pas aussi bien, en vérité, qu'il ne connaît le vocabulaire des injures.

Il aurait fallu, enfin, dans le cas où notre doctrine aurait été en cause, des témoins à charge ou à décharge. Tous les clients de l'Homœopathie sont ses témoins et ils sont assez nombreux. Les a-t-on consultés? A-t-on recueilli leurs paroles, leurs écrits? — On n'a rien vu de tout cela. — Qu'a-t-on vu? Qu'a-t-on entendu? Des avocats *parler Médecine, parler surtout Homœopathie.* O Sancte Yve! *ora pro nobis!*

Ainsi l'Homœopathie n'a pas été jugée par le Tribunal de la Seine, c'est un fait, et un fait de jurisprudence. Les droits des Tribunaux ont leur cercle, et ce cercle, ils ne peuvent le franchir sans le briser. Ce qui revient à dire que nul ne peut être distrait de ses juges naturels.

Revenons à la distinction du pouvoir spirituel et du pouvoir temporel. L'Etat a-t-il le droit de juger des questions religieuses, surnaturelles? — Non. — De même les Tribunaux civils ont-ils le droit de juger des questions scientifiques?— Non. Et alors nous sommes enfermés dans un cercle vicieux que nous briserons,

s'il menace de nous étreindre avec trop de violence.
En effet, ou l'Homœopathie sera jugée par des Tribunaux dépourvus d'une juridiction légale et spécifique,
et alors la condamnation sera nulle ; ou elle sera
jugée par un Tribunal compétent, c'est-à-dire, par
l'Académie de médecine, et alors la condamnation
sera forcée et forcément injuste.

Il est de ces vérités qu'il ne faut pas craindre de
répéter, parce qu'il est nécessaire de les faire pénétrer
dans l'esprit du peuple. D'après tout ce que nous
venons de dire sur les droits des Tribunaux, il faut
en conclure que l'Homœopathie ne peut être jugée que
par un Tribunal médical, c'est-à-dire, par les princes
de l'Allopathie. Or, si vous voulez avoir une idée de
leur décision, demandez-vous ce que serait devenue
la photographie, si on avait consulté, à son apparition,
les peintres et les faiseurs de portraits ; ce que seraient
devenus les bateaux à vapeur, si on avait consulté
les entrepreneurs du roulage ; ce que serait devenus
les chemins de fer, si on avait consulté les maîtres de
poste.

Quelle est la conclusion rigoureuse de tous ces arguments ? — La conclusion rigoureuse est qu'il faut que
nos droits nous soient accordés par une puissance
supérieure à tous ces tribunaux incompétents ; par
une puissance qui, prenant en main le glaive de la
justice, brise les liens qui enchaînent notre liberté,
et proclame les droits de l'homme dans le domaine
médical.

V

LES DROITS D'UNE CONDAMNATION.

Voici une condamnation que nous sommes bien loin de désapprouver. Une condamnation que nous acceptons avec bonheur, parce qu'elle proclame et exalte nos droits de la manière la plus directe et la plus éclatante.

Toutes les fois que deux parties adverses sont en présence devant les Tribunaux, chacune emploie tous les moyens possibles pour gagner sa cause ; c'est évident, — et ce qui est encore plus évident, c'est que le jugement fait perdre des droits à celui qui est condamné, et en fait acquérir à celui qui a triomphé.

En général, tels sont les résultats des arrêts ; mais dans l'espèce que nous allons examiner, c'est tout le contraire qui arrive. Si nous avions gagné, nous aurions perdu; or, nous avons perdu, donc nous avons gagné. Voilà certes un paradoxe presque comique ; voilà un argument boîteux des deux jambes, et digne de figurer dans la collection des artifices syllogistiques de la vieille logique. — Cela EST cependant, et voici le fait.

Il m'est impossible d'entrer dans les détails d'une longue procédure. Je suis obligé d'encadrer mon argumentation dans une discussion générale. Du reste, à quoi servirait de dire comment la cause ayant été portée d'appels en appels devant plusieurs tribunaux, a fini par avoir son dénoûment devant la Cour de cassation? Toutes ces histoires de *création* et de *déluge* n'ajoutent pas un millimètre à l'épaisseur d'un bon argument. L'essentiel, pour une décision juridique, c'est la clarté de la procédure.

Voici donc la question.

Un Médecin quelconque — et j'entends un Médecin possédant le titre le plus authentique et le diplome le plus officiel, — un Médecin quelconque, pratiquant une doctrine quelconque, va se fixer dans une ville, se forme une clientèle et gagne honorablement son pain quotidien. Si ce Médecin guérissait les malades par un pouvoir occulte, par des passes fluidiques, par des mots secrets, mystérieux et cabalistiques, il pourrait se passer de tous les pharmaciens du monde, parce que ces moyens ne peuvent être mis en bouteille. Mais si ce Médecin a besoin de remèdes pour obtenir des guérisons, il faut alors nécessairement de deux choses l'une : ou qu'il fasse des ordonnances, et les envoie chez un pharmacien , ou qu'il donne ses remèdes lui-même.

Pour la première supposition, il peut arriver trois cas : ou bien dans la localité où sera établi ce Médecin il n'y aura point de pharmacien, ou bien, il y en aura plusieurs, mais aucun ne voudra fournir les remèdes ordonnés par ce Médecin, et tous s'entendront pour refuser cette pharmacie particulière ; ou bien , enfin , si quelqu'un d'eux consent à exécuter les ordonnances de ce Médecin, celui-ci aura des raisons très-sérieuses et très-graves pour se méfier de la bonne foi de ce pharmacien. Car, il faut bien faire remarquer ici en passant, que les médicaments homœopathiques , à certaines doses , ne peuvent être soumis à aucun contrôle, ni chimique, ni physique, et doivent par conséquent porter avant tout l'étiquette de la bonne foi.

Que faire alors ? Le seul moyen, c'est de donner soi-même ses remèdes. Que ce Médecin prépare lui-même ses médicaments , ou les prenne dans une pharmacie spéciale de Paris , peu importe ; cela ne change rien à la question.

Mais qu'arrive-t-il alors ? C'est que les pharmaciens intentent un procès au Médecin, comme n'ayant pas le droit de fournir des médicaments.

La cause est ballotée de tribunal en tribunal. Le médecin gagne , puis il perd , puis il gagne encore , puis enfin il perd définitivement et sans appel. Quelles sont les conséquences de ce jugement ?

La cause de ce Médecin homœopathe est la cause générale de tous ses confrères. Si nous avions gagné, qu'aurait-on dit? « Vous avez gagné; qu'est-ce que cela prouve? La chose n'en valait pas la peine. Les juges ont bien fait. Ils ont pensé que l'eau claire et les globules de l'Homœopathie ne valent pas même l'étiquette du flacon, on peut donc bien vous laisser libres de donner de l'eau. »

Voilà, à-coup-sûr, ce que l'on n'aurait pas manqué de dire, et voilà comment, si nous avions gagné, nous aurions perdu, puisque ce gain de cause réduisait à néant les actes thérapeutiques de notre doctrine.

Mais nous avons perdu, et on ne manque pas de le crier bien haut, car la calomnie est comme un porc-épic qui sait toujours opposer un dard à son adversaire; car messieurs les Allopathes font salpêtre de tout pour fabriquer leur poudre.

Nous avons perdu. — Non, messieurs, nous avons gagné. J'ai déjà prouvé cette partie de ma thèse dans mes *Conférences sur l'Homœopathie*, page 507. Je vais donc me citer — *honni soit qui mal y pense,* — j'aime mieux répéter cette preuve que de l'écrire de nouveau :

« La Cour de cassation, dans une décision suprême et sans appel, condamne tout Médecin homœopathe à faire des ordonnances et à les envoyer chez un pharmacien, comme le font les autres Médecins. Quelle est ici l'intention de la loi? C'est de ne pas priver évidemment les pharmaciens du gain légal que leur procure la *vente* des remèdes. Or, qu'est-ce qu'une vente? C'est aux termes du Code Napoléon (article 1582), une convention par laquelle une personne s'oblige à livrer une chose, et l'autre à la payer. Ici donc, que donnera le pharmacien en échange de l'argent du client? Il donnera des médicaments homœopathiques. Donc les médicaments homœopathiques sont QUELQUE CHOSE, puisque la loi dit qu'il *faut* les acheter. A-t-on jamais vu, et verra-t-on jamais une loi condamner quelqu'un à aller donner son argent en échange de... RIEN?

» La perte de ce procès est donc un triomphe positif pour l'Homœopathie. La Cour le sait-elle? Les Médecins allopathes le savent-ils? Non, ils ne le savent pas, puisqu'ils se glorifient dans leurs journaux de ce sublime triomphe... Les maladroits !!!... C'est leur seconde victoire d'Héraclée... »

Il y a plus d'un an que j'ai écrit ces lignes, et il me semble que le ressort de leur logique ne s'est pas encore distendu.

Voilà donc, par l'effet direct de cette *heureuse* condamnation, nos globules, notre poudre blanche, élevés à l'honneur d'être des remèdes et d'être payés comme tels chez les pharmaciens. Mais si cela est, il en résulte donc que la doctrine qui les dirige est une doctrine sérieuse; si cela est, il en résulte donc, que les Médecins qui les ordonnent ne doivent plus être appelés des *illuminés*, des *ignorants abjects* et de *misérables charlatans*. Quel est, en effet, le pharmacien qui voudrait faire servir sa pharmacie de double fond à la boîte de pareils jongleurs ? Il en résulte enfin que les Médecins homœopathes partagent tous les devoirs de leurs adversaires, sans jamais en partager les droits. Quelle honte pour la logique !

La loi dit aux Médecins homœopathes : — Comme tous les Médecins, vous aurez le droit de traiter les malades, d'exercer votre doctrine ; mais vous ne pourrez jamais donner, même gratuitement, vos remèdes, parce que cette exploitation doit s'exercer dans le domaine des pharmaciens. Quant à la question d'avoir certains professeurs pour apprendre à préparer ces remèdes, et certains autres pour apprendre votre doctrine aux étudiants, ceci est une autre affaire. Nous verrons cela plus tard ; en attendant, qu'on prépare ces remèdes comme on voudra, et que l'on guérisse comme on pourra.

Après cela, il faut baisser le rideau.

Nous attendrons, en effet, mais nous nous conserverons le droit de dire aux Allopathes : — *Notre* condamnation est *votre* condamnation. Notre pharmacie est devenue l'égale de la vôtre ; nous sommes devenus vos égaux, et notre doctrine que l'on voudrait faire servir seulement à l'exploitation financière, a le droit d'exploiter, à son tour, sa part scientifique du domaine médical.

VI

LES DROITS D'UN DÉFI.

Ceci est de l'histoire, et il faut que tout le monde le sache, depuis le peuple jusqu'au chef de l'Etat.

Devant le Tribunal de la Seine, et dans les débats auxquels j'ai déjà fait allusion, ont été prononcées les conclusions suivantes, couvées et engendrées par la partialité la plus brûlante et la plus injuste : « *Que* » *les Homœopathes laissent de côté d'abord le mystère* » *dont ils s'entourent. Qu'ils essayent de coordonner leur* » *doctrine et de la mettre d'accord avec la raison et le sens* » *commun. Qu'ils viennent faire publiquement des expé-* » *riences sérieuses, et qu'ils démontrent que leur succès* » *n'est pas dû au hasard, aux caprices de la mode.* » *Oh ! alors les portes de l'Académie s'ouvriront d'elles-* » *mêmes ; l'opinion publique, l'opinion des savants et des*

» *ignorants leur donnera la réparation qu'ils deman-*
» *dent, etc...* »

Ces paroles renferment, en germe, deux éléments bien distincts et visibles à l'œil nu de tout homme de bonne volonté.

Ces paroles renferment d'abord la négation de notre doctrine, son assimilation aux fantasmagories plus ou moins scientifiques, et une triste appréciation de la valeur cérébrale des pauvres Homœopathes. Ces paroles sont, en d'autres termes, l'écho des gentillesses du galant chevalier de l'*Union médicale.*

Elles renferment, en second lieu, un appel aux Homœopathes. Le subjonctif de tous ces verbes a-t-il l'intention de secouer notre indifférence et de nous tirer de notre coupable sommeil? ou bien de nous porter un défi, de nous appeler dans l'arène et de nous montrer, pour allumer notre courage, les couronnes de l'Académie?

Quoi qu'il en soit, nous sommes bien obligés de pardonner à MM. les avocats, voire aux premiers magistrats, tout ce qu'ils peuvent dire contre notre doctrine ; ils peuvent être de bonne foi dans leur opposition ou leur négation, puisque dans les écoles de droit, il n'y a point de cours de Médecine, — pas même d'Homœopathie.

Quoi qu'il en soit donc, voici ce qu'il faut que tout le monde sache. Depuis que l'Homœopathie existe en France, ses disciples demandent leurs droits dans le domaine médical, et ces droits leur sont refusés. Des rapports ont été adressés aux Ministres, des écrits ont réfuté les libelles et les fausses interprétations de notre doctrine; des réponses ont été publiées dans les journaux, pour refouler les calomnies des Professeurs et autres confrères. Toujours, quand l'Homœopathie a voulu demander, elle a eu pour interprète un ardent apôtre; toujours, quand elle a été attaquée, on a vu un général sur la brèche. L'histoire dira toutes ces choses, et rappellera le nom des Docteurs Perrussel, Croserio, Léon Simon, Tessier et quelques autres qu'elle devra appeler *les hommes de circonstance*.

Quoi qu'il en soit, enfin, les conclusions du Tribunal de la Seine n'ont pas tout-à-fait passé par dessus la tête de l'opinion publique. Nous avons été attentifs, nous les avons arrêtées et renvoyées à qui de droit.

Je vais encore parler de moi.

On est toujours mal venu quand on parle de soi. Je le sais, et la critique impitoyable range bientôt le plaideur ou du côté de l'orgueil d'Alexandre, ou du côté de l'humilité de Diogène. Tant pis, cependant, et puisque j'y suis forcé, je vais passer par ses Fourches-Caudines. D'ailleurs, il y a longtemps que j'ai adopté la devise de l'*Ordre de la Jarretière*.

Lors, donc, que le Tribunal de la Seine eut prononcé son arrêt contre les Homœopathes, je publiai, dans un journal politique, un article qui avait pour but de répondre aux conclusions des débats, et de jeter un défi à la face de la Médecine officielle. « Une

» expérience SÉRIEUSE nous sera-t-elle accordée ? »
disais-je dans ma proposition. — « Voici à quel pro-
» gramme elle doit être soumise. En se conformant
» STRICTEMENT aux articles suivants, aucun Médecin
» homœopathe ne reculera devant l'épreuve, dût-il
» marcher en antagonisme avec un professeur de l'une
» des trois Facultés de l'Empire. *Pour mon compte, je*
» *l'accepte ;* JE VAIS PLUS LOIN, JE LA PROPOSE.

Suivent les articles qui règlent les conditions de
l'expérience, au nombre de quatorze.

Et je disais en terminant : « Que cette partie soit
» acceptée, et nous verrons alors que *les portes de*
» *l'Académie s'ouvriront d'elles-mêmes, et que l'opinion*
» *publique, l'opinion des savants et des ignorants, nous*
» *donnera la réparation que nous demandons.*

» *Voilà ce que demande l'Homœopathie ; est-elle trop*
» *exigeante ?*

» *L'aigle enchaîné demande-t-il une montgolfière*
» *pour s'élever dans les airs ? Non, il demande que ses*
» *liens soient rompus.* » (Comte de Maistre, *Soirées de*
Saint-Pétersbourg.)

Or, cet article a été reproduit ou analysé par quelques journaux politiques, et par la presse homœopathique de Paris et de Bruxelles. Hier encore le vail-
lant Docteur Chauvet l'a renouvelé dans ses lettres
si énergiques à M. le Docteur Bretonneau. Qu'ont
répondu Messieurs nos ennemis ? — Rien. Ont-ils
connu ce défi ? Alors sans doute, ils se sont drapés
dans le manteau de leur trop haute dignité. — Ne

l'ont-ils pas connu ? Alors leur silence est excusable. Dans tous les cas, je veux les mettre dans l'impossibilité d'alléguer encore cette excuse, et de se retrancher derrière leur non-connaissance, et de ce défi et de ce mémoire, car ce mémoire, après avoir été présenté au Pouvoir, sera aussi présenté aux princes de l'Allopathie.

Et maintenant, voici mon argumentation.

Les Médecins homœopathes appellent leurs adversaires sur le terrain d'une expérience SÉRIEUSE, et leur proposent avec bonne foi de soumettre à l'épreuve clinique les deux doctrines antagonistes. Ont-ils le droit de faire ce défi, et les Médecins allopathes ont-ils le droit de le refuser ? Or, je soutiens que tout défi a le droit de se déclarer et d'être accepté, lorsqu'il produit des titres égaux, lorsqu'il propose des armes égales, et lorsqu'il demande la réparation d'une offense.

Remplissons-nous ces trois conditions ? — Je le crois, car tous les diplomes sont égaux et confèrent des titres égaux ; à moins que MM. les Professeurs, doublés de l'hermine officielle, fassent valoir leur bâton de maréchal, veuillent briser notre épée et nous arracher la simple épaulette d'officiers subalternes. — Nous réclamons notre égalité devant le Code de la science. Nous proposons des armes ou plutôt des chances égales. — Chaque combattant devant se servir de ses propres armes, et ne jamais emprunter celles de son adversaire, il est évident que les chances sont égales. Tant pis pour celui qui possède les armes les plus faibles et la tactique la moins habile ; — ce sont les droits d'un défi.

Quant à la troisième condition, pourra-t-on nier que nous ayons le droit de demander la réparation d'une offense? Pourra-t-on nier que nous soyons tous les jours encore couverts d'injures, et assimilés aux Cagliostro et aux flibustiers de la Médecine? Or, est-ce là, oui ou non, une offense grave? Et cette offense, avons-nous le droit, oui ou non, de la laver par un loyal défi?

Mais sortons de notre camp pour entrer dans celui de nos adversaires, et tâchons d'essayer leur poudre.

Un défi réunissant les trois conditions que nous venons de mentionner peut-il être refusé? — Non. Mais, par la plus complaisante concession, nous laisserons répondre : oui. Ainsi soit, donc! On peut le refuser, à la rigueur, et surtout, lorsqu'on y met la plus mauvaise volonté. Mais, porter soi-même un défi et reculer ensuite !!! Comment appellerez-vous cela? Je vous porte le défi de me citer un pareil exemple, depuis les chevaliers du moyen-âge jusqu'aux duellistes de nos jours. Si vous pouvez m'en citer un exemple, je me hâterai de tirer mes conclusions avant même tout raisonnement, et je vous soutiendrai que : celui qui fait un défi et recule ensuite, prouve, avec l'évidence la plus compromettante, qu'il se rend coupable ou de la plus légère irréflexion, ou de la plus orgueilleuse jactance, ou de la plus honteuse lâcheté.

Ecoutez la suite de l'histoire.

Le 7 décembre, de l'an de grâce 1858 — date qui sera mémorable parmi celles qui marquent les lâchetés des généraux allopathes — le 7 décembre, donc, M. le professeur Bouillaud disait en pleine Académie :
« Que, pour en finir avec l'Homœopathie, il était
» décidé à solliciter des expériences comparatives,
» devant être faites avec la plus grande publicité, par
» des Médecins homœopathes et des Médecins de l'une
» des écoles classiques, sur des maladies dont les cas
» seraient bien nettement caractérisés, et sous la
» surveillance d'un tribunal compétent et impartial. »

La déclaration de guerre était trop clairement formulée, pour que le camp homœopathique tardât à y répondre. Le docteur Gastier se présenta d'abord, et adressa au provocateur une lettre dans laquelle il lui faisait connaître sa prompte acceptation.

Dans son élan il fut secondé par le docteur de la Pommerais. Que fit alors le général Bouillaud ? Vous le savez, il prit la tangente, et répondit à ses adversaires, que, ne pouvant lui seul assumer la responsabilité de cette expérience, il fallait s'adresser à l'Académie de médecine qui seule tenait en main les clés du souverain pouvoir.

Ce que firent aussitôt nos deux ardents chevaliers. Mais l'Académie ne répondit pas, et pendant ce temps-là, le superbe provocateur s'enfuit, après avoir encloué ses canons.

Comment qualifier maintenant la conduite de M. Bouillaud ? N'est-il pas semblable, en effet, à cet

homme dont parle Pascal, qui viendrait tout seul
défier une armée entière, seulement pour faire ostentation de son vain défi?... Que peuvent penser de lui
ses collègues? Avec les meilleurs sentiments de la
meilleure confraternité, ils ne pourront nier que leur
général se soit rendu coupable ou de la plus légère
irréflexion, ou de la plus orgueilleuse jactance, ou de
la plus honteuse lâcheté. Ils ne pourront nier que
l'Homœopathie soit encore bien vivante puisqu'on
l'attaque, et que l'on fuit ensuite devant ses héros. Ils
ne pourront nier enfin, que, comme Milon de Crotone,
M. Bouillaud n'ait laissé prendre ses mains dans la
fente perfide de son défi, forcé de rester-là jusqu'à ce
que le vautour du progrès vienne le dévorer.

Un jour, devant une foule innombrable, appelée
par les grosses lettres d'une affiche solennelle, un
aéronaute se préparait à monter dans son ballon. Ce
jour-là un vent furieux bouleversait l'atmosphère;
l'ascension était impossible, et ne pouvait prédire
qu'une mort certaine. Le malheureux monta.... et
périt... Bien plus prudent a été M. Bouillaud. Il a
vu l'orage, il a vu sa mort certaine. — Il vous dira
qu'il n'a pas reculé devant le péril et qu'il était déjà
dans la nacelle du ballon; c'est vrai, mais il ne
dira pas qu'il a prié l'Académie de ne pas couper les
ficelles.

Revenons maintenant à cette Académie, car nous
avons avec elle un compte sérieux à régler.

Nous voulons tout simplement soumettre à ses

méditations, et rappeler à l'opinion publique les articles 506, 507, 588 du Code de procédure civile et l'article 185 du Code pénal. En vertu de ces articles, nous avons le droit direct d'accuser la susdite Académie d'un *déni de justice*.

Nous accorder la justice était son devoir et notre droit. Je mets au défi MM. les académiciens de pouvoir échapper à la serre de cet argument.

Cette simple réflexion doit suffire pour éclairer qui de droit.

Voilà l'histoire, voilà un fragment de nos annales que personne n'ignorera. Il a été proclamé dans les deux camps. La presse homœopathique en a parlé, la presse politique en a parlé, mais la presse allopathique a gardé le silence, ou à-peu-près, et pour cause. Et c'est pour cela que mon confrère, le Docteur Masclary, a publié dans un journal politique l'analyse de ce fait, pour divulguer le honteux secret. Il finissait en disant :
« Je recours à la publicité de vos colonnes, M. le » rédacteur, pour porter à la connaissance du public » ce fait qui mérite d'être divulgué, et que la presse » allopathique n'a pas manqué de tenir sous le silence » le plus intéressé. »

Tels sont les droits d'un défi. Un défi a le droit d'être accepté lorsqu'il porte les conditions que nous avons indiquées ; et par réciproque forcée, lorsqu'il s'est avancé lui-même, c'est pour lui un devoir sacré de ne pas reculer.

Nous avons donc le droit direct, absolu, d'obtenir

une expérience SÉRIEUSE. Nous savons maintenant toute la valeur de ce terme, et le public a le droit de voir ce qu'il sortira de cette expérience.

Lorsque la religion du Christ eut étouffé le vieux paganisme, les idoles des dieux furent renversées dans leurs temples.

On dit qu'un jour, lorsque des soldats se préparaient à appliquer la hache sur la tête d'une colossale divinité païenne, le peuple poussa des cris de terreur, comme si le monde allait s'écrouler. Mais le coup de hache fut porté, et de cette tête vermoulue, qu'en sortit-il?... des rats...

Laissez-nous donc attaquer cette vieille Médecine, laissez-nous frapper à la tête cette superbe Sémiramis et vous verrez ce qu'il en sortira !!!

VII

LES DROITS D'UNE RÉFORME.

L'Homœopathie est-elle une réforme médicale ?

Depuis le commencement du seizième siècle, ce mot : RÉFORME, a été tellement manié par le langage scientifique, qu'il a fini par perdre son effigie, comme une vieille pièce de monnaie polie et usée par les frottements du commerce. De là vient que beaucoup se servent de ce mot sans en connaître la véritable signification ; de là vient que tout progrès traduit par le mot : réforme, est adopté sans réflexion et avec passion par les uns, et repoussé de la même manière par les autres, en vertu d'une idée faussement préconçue.

Ces deux paralogismes extrêmes devaient nécessairement atteindre la véritable teneur de notre doctrine.

On a appelé l'Homœopathie une réforme ; de là aussitôt passion des uns pour l'accepter, passion des autres pour la repousser ; par conséquent, erreur de part et d'autre. Pour élucider cette septième thèse, tâchons de dissiper les nuages de toute absurde logomachie.

Qu'est-ce qu'une réforme ? — La plus horrible interprétation de ce mot est celle qui le fait synonyme de renversement. C'est ainsi que le rationalisme veut renverser toute autorité religieuse ; c'est ainsi que la démagogie veut renverser les trônes ; c'est ainsi que le socialisme veut renverser la propriété.

L'interprétation générale signifie le rétablissement dans l'ordre, dans l'ancienne forme, ou dans une meilleure forme,

Mais la meilleure interprétation signifie le rétablissement dans une meilleure forme, sans altérer la substance. Il est évident que la substance restant la même, le mode peut suivre la marche du progrès. — Il est bien entendu que je place entre deux parenthèses sacrées, la Religion qui ne peut admettre aucune réforme, parce qu'elle est immuable comme Dieu. — C'est ainsi que les sciences en général, et la philosophie, les mathématiques et la médecine en particulier, ont subi des réformes en Angleterre, en France, en Italie et en Allemagne. Sous ce point de vue, les quatre réformateurs les plus célèbres sont : Bacon, Descartes, Galilée et Hahnemann.

Notre question sera maintenant facile à résoudre : l'Homœopathie est-elle une réforme médicale ? — Oui et non. — Non, si on pense qu'elle est venue pour renverser la Médecine. — Oui, si on pense qu'elle est venue seulement pour lui donner sa véritable forme. En un mot, l'Homœopathie veut construire l'édifice de la Médecine, en se servant des matériaux épars dans le champ de la tradition médicale.

Que les gens du monde parlent de notre doctrine sans la connaître, et en parlent par conséquent d'une manière absurde, cela se comprend. Nous devons leur pardonner, et supporter leur vice de langage, comme nous sommes accoutumés à entendre dire : le lever et le coucher du soleil. Mais que les Médecins ne connaissent pas les points cardinaux de l'Homœopathie; c'est ce que je ne comprends pas. Que diraient-ils d'un officier de marine qui, en plein océan, ne pourrait s'orienter en face de la carte et de la boussole ?

Il faut donc dire pour tous, et sous forme d'axiomes, ce que c'est que l'Homœopathie, et ce qu'elle n'est pas. Considérée dans son essence et dans ses attractions, l'Homœopathie n'est pas une innovation, mais une rénovation; — elle n'est pas une révolution, mais une restauration ; — elle n'est pas une formation , mais une transformation ; — elle n'est pas une condamnation, mais une réhabilitation ; — elle n'est pas une abolition, mais une régénération. En un mot, Hippocrate a été le précurseur de Bacon, et le génie de ce grand observateur a été confirmé dans la science médicale, par le génie de Hahnemann.

Je devrais sans doute démontrer ici comment les

fondements de l'Homœopathie sont assis sur l'ancienne école grecque ; comment ses principes étaient tous contenus en germes dans les systèmes des Pères de la Médecine ; comment ces germes, couvés pendant plus de vingt siècles dans le sein de la tradition , ont enfin éclaté dans un coin de l'Allemagne. Mais comme ce mémoire n'est pas une œuvre de didactique médicale , je me bornerai à rapporter une vieille légende qui fera comprendre à tous ce que c'est que notre doctrine.

La biographie d'Hippocrate ne donne qu'une fille à ce père de la Médecine. Une tradition des temps antiques raconte que cette fille fut convertie en un horrible dragon par la colère de Diane , et qu'elle habite un antre , près d'un vieux château dans l'île de Lango, c'est-à-dire de Cos , dont Hippocrate était seigneur. Les habitants l'appellent la maîtresse de l'île : elle a autour d'elle de grands trésors, et elle ne recouvrera *sa première forme* , que lorsqu'un chevalier , et non autre , sera assez hardi pour la baiser à la bouche. Plusieurs ont tenté l'aventure , et parce qu'ils n'ont pas eu assez de courage, et que cette horrible figure les a effrayés, ils y ont péri. Mais , celui qui l'achèvera , sera le maître de la Dame , de son île et de ses trésors.

Telle est la légende grecque. Les voiles de cette allégorie sont assez transparents pour qu'on en puisse voir toute la signification. — Qu'est-ce donc que l'Homœopathie ? — C'est la fille d'Hippocrate, réveillée et rajeunie par Samuel Hahnemann.

Je le dis avec assurance : si un désir officiel nous demandait de déchirer les voiles de la légende , pour mettre à nu cette vérité , nous sommes prêts à ouvrir le livre de la tradition médicale , et à y montrer les principes de notre doctrine écrits en lettres de feu.

Or , la fille d'Hippocrate , *rendue à sa première forme*, ou la Médecine *réformée*, n'a-t-elle pas le droit de réclamer ses droits dans le domaine médical ? — La fille d'Hippocrate a le droit direct, absolu, d'entrer en possession des biens de son père. En second lieu, elle a les droits de sa généalogie ; et enfin , elle doit partager les droits du *chevalier* élu de Dieu , qui l'a rendue à sa première forme.

Et maintenant , je vous le demande , *O savantissimi Doctores !* Qu'avez-vous fait des œuvres du père de la Médecine ? Comment avez-vous cultivé le champ qu'il vous a légué ? Et quels fruits avez-vous recueilli des arbres qu'il avait plantés dans votre domaine ? N'avez-vous pas ressuscité les erreurs qu'il avait étouffées ? Avez-vous fécondé sa méthode d'observation ? Avez-vous entretenu le feu de son génie ? — Après lui, que de théories, que de systèmes , bons et mauvais , ont passé sur le fleuve de la tradition ! N'y a-t-il que les bons qui soient abordés au rivage ? Que de fois la vérité a passé devant vous , et , dans une coupable insouciance , vous l'avez laissée passer ! Tous les matériaux du nouveau temple ont passé, et jusqu'à ce jour, vous les avez abandonnés au caprice des vagues. Si l'ombre d'Hippocrate vous apparaissait aujourd'hui , et si elle vous disait : — Où est donc le progrès dont on parle tant dans votre dix-neuvième siècle ? — Que répondriez-vous ? — Hélas ! si demain il ouvrait un cours de Médecine dans votre Faculté , vous seriez obligés de vous rendre tous à ses leçons !

La fille d'Hippocrate doit enfin partager les droits de celui qui l'a réveillée et rajeunie. Or , les droits de Hahnemann , sont tous ceux que nous avons déjà examinés , c'est-à-dire , les droits directs de la vérité, les droits indirects de l'erreur , les droits des tribunaux , et tous les droits que nous examinerons dans le cours de ce mémoire.

Donc , l'Homœopathie , comme réforme médicale , doit posséder les droits de toutes les réformes, c'est-à-dire : le droit d'être connue , le droit d'entrer dans la voie du progrès , le droit de poursuivre sa marche et d'arriver à son but, sans être entravée par la foule aveugle des préjugés.

Après avoir décidé cette question , à savoir : si l'Homœopathie est une réforme , je dois consacrer quelques lignes à la solution de cette autre , à savoir ; si l'Homœopathie est une spécialité.

Les doctrines scientifiques, *unes* dans leur essence, ont cependant plusieurs faces , nous l'avons déjà dit. Ainsi , le domaine médical circonscrit dans ses limites, se divise en plusieurs enclos particuliers. Or , tous ces enclos constituent à leur tour des champs particuliers, circonscrits encore par leurs limites particulières. Ainsi , la Médecine se divisera en art médical , art chirurgical , art obstétrical: C'est pourquoi tel Docteur sera *spécialement* médecin , tel autre chirurgien, et tel autre accoucheur. A leur tour, ces trois branches principales se diviseront en d'autres branches secondaires qui deviendront encore chacune une spécialité. C'est ainsi que dans l'art chirurgical , les uns ont étudié et traitent, *d'une manière spéciale* , les maladies des yeux ; les autres, les maladies des oreilles ; d'autres , les maladies de la vessie , etc. C'est ainsi encore que dans l'art médical pur , celui-ci s'adonnera de préférence à l'étude de la théorie, et celui-là à l'étude de la pratique. Chacun , en un mot , est libre de choisir un travail en harmonie avec ses attractions. Dites encore, si vous le voulez , que par rapport à l'ensemble de toutes les sciences , la Médecine est une science spéciale , une fraction spéciale de la grande unité , et vous serez encore dans le vrai. Mais si vous appelez *un corps de doctrine* , une spécialité , vous tombez aussitôt dans le paradoxe. C'est alors comme si vous disiez qu'un avocat est un spécialiste , un notaire un spécialiste , etc. Or , l'Homœopathie est un corps de doctrine complet, parfait , *sui generis ;* — donc elle ne peut pas être une spécialité.

Nous savons fort bien pourquoi la haine de nos adversaires , les calomnies de leurs conversations , les facéties de leurs feuilletons nous appellent spécialistes. Ils se plaisent tant à nous assimiler aux exploiteurs de l'électricité , du magnétisme et autres moyens bons en eux-mêmes, mais dégénérant si vite en jongleries entre les mains des charlatans ! Ils se plaisent tant à dire que certains médecins ne portent la livrée de l'Homœopathie, que pour plonger plus facilement la main dans le budget de la crédulité publique ! Nous savons tout cela , et nous nous contentons d'en gémir tout doucement. Hélas·! si chaque Médecin charlatan portait des grelots à sa toque doctorale , souvent, dans les Ecoles , il n'y aurait pas moyen d'entendre les leçons !!!

Rendez donc à la fille d'Hippocrate les droits de son patrimoine ; rendez à César ce qui appartient à César , et à l'Homœopathie ce qui appartient à l'Homœopathie.

VIII

LES DROITS DE L'INTOLÉRANCE.

L'Homœopathie est la vraie doctrine médicale. Nous l'avons dit mille fois dans nos écrits, et nous nous chargeons de le démontrer quand on voudra. Je ne cesserai de répéter cette assertion, au risque d'être accusé de redites inutiles. Or, comme telle, je soutiens que l'Homœopathie possède parmi ses droits le droit de l'intolérance.

J'entends déjà les cris d'une certaine foule qui vocifère mon TOLLE. Plus d'un libre penseur, entrant dans une sainte intolérance au moment où j'ai écrit ce mot, m'aurait brisé la plume dans la main. Je le sais ; ce mot tombant sur certains esprits, est un mélange fulminant tombant sur un brasier. C'est pourquoi il est très-important de mettre encore ce terme dans la balance de la logique, afin d'en déterminer le poids absolu.

J'ai cherché le mot intolérance dans quelques dictionnaires modernes et se disant nationaux, académiques, complets, etc.

J'ai trouvé partout : *défaut de tolérance*. Que ce premier substantif soit pris dans le sens de *vice*, *manque de*....., il ouvre la porte à la plus fausse interprétation. Il faut donc consulter le dictionnaire au mot *tolérance*, et nous pourrons ainsi plus clairement nous rendre compte de la valeur de la particule négative. Or, si la tolérance signifie : *Indulgence pour ce qu'on ne peut empêcher, ou qu'on croit ne devoir pas empêcher*, l'intolérance doit signifier, par la corrélation la plus logique : *la non-indulgence pour ce qu'on peut empêcher, ou qu'on croit devoir empêcher.*

Il est des mots qui ont été mal créés pour traduire certaines pensées. Ainsi, le mot intolérance, malgré sa particule négative, a une signification positive, directe, absolue. Ainsi, dans l'acception stricte des termes, la tolérance désigne un devoir, et l'intolérance un droit. Dans ce sens, ces deux termes reflètent les deux principaux attributs de la justice. La tolérance représente sa balance, et l'intolérance son glaive.

Ne confondez donc pas plus longtemps l'intolérance avec le fanatisme, la superstition, l'exaltation, la passion, la tyrannie, ou tout autre terme capable de renverser la statue de la justice, et n'éclairez jamais plus la définition de l'intolérance du feu des persécutions.

En vertu de la corrélation qui existe entre les devoirs et les droits, l'équilibre le plus parfait doit exister entre la tolérance et l'intolérance: L'intolérance tendant à monter, dégénère en intolérantisme, ou injustice, ou tyrannie, pour peu qu'elle dépasse les limites de son domaine. De même, la tolérance tendant à descendre, dégénère en tolérantisme ou faiblesse, pour peu que le ressort de son énergie se distende outre les limites de son élasticité. En un mot, l'exagération du droit produit la compression, et l'exagération du devoir produit la servitude.

Ne nous arrêtons pas à la distinction de l'intolérance, en juste et injuste, relative et absolue. Ces termes portent avec eux leur lumière. Mais arrêtons-nous scrupuleusement à la distinction de l'intolérance en intolérance des principes, et intolérance des personnes. La règle la plus sage et la plus capable d'établir la paix dans le domaine de toutes les discussions, est celle-ci : Intolérance de la part des principes vis-à-vis des principes, tolérance de la part des personnes vis-à-vis des personnes.

Et maintenant, à la lueur de toutes ces définitions et distinctions, nous pouvons parcourir le champ de notre huitième thèse.

La doctrine médicale vraie et seule vraie, a le droit d'être intolérante :

1° Envers tous faux principes antagonistes ;

2° Envers la fausse interprétation des faits ;

3° Envers la simple tolérance ;

4° Envers une fusion impossible.

Le mot intolérance est très-certainement un des plus malheureux du dictionnaire. A sa simple énonciation, il y a bien peu d'esprits qui n'entrent aussitôt en révolte ; et, chose étonnante, mais très-naturelle dans l'histoire des aberrations humaines ! ce sont précisément ceux qui se disent tolérants qui, en fait, sont les plus intolérants. Voyez ce qui se passe dans les conversations, dans les discussions, dans les débats. Chacun veut absolument étouffer les principes de son antagoniste pour lui imposer les siens, et tous les jours, nous voyons les apôtres de la liberté de la pensée, semer leurs opinions dans le domaine de la conscience individuelle.— Ce domaine ne pourra donc produire un jour que les fruits de l'intolérance la plus injuste.

Mais que les principes de la vérité soient intolérants vis-à-vis des faux principes de l'erreur, c'est logique comme un argument.

Supposez donc, dans le domaine médical, une doctrine vraie et seule vraie. N'est-il pas évident qu'elle aura le droit d'être intolérante vis-à-vis de tous les principes qui voudraient la comprimer ? Comment voulez-vous que nous supportions plus longtemps ces vieilles erreurs de la vieille Allopathie ? Comment voulez-vous que nous laissions pousser plus longtemps toutes ces mauvaises herbes dans le champ des traditions médicales? Le temps est venu de porter la cognée à la racine de l'arbre, — de cet arbre qui, ne portant point de bons fruits, doit être coupé et mis au feu.

Tels sont les droits de l'intolérance. Tout faux principe doit être étouffé, et cela sera vrai, tant que la lumière sera intolérante envers les ténèbres, la vérité envers le mensonge, la beauté envers la laideur.

En second lieu, l'Homœopathie a le droit de l'intolérance vis-à-vis de la fausse interprétation des faits.

MM. les Allopathes ne cessent de prôner dans leurs chaires et leurs écrits, le principe des CONTRAIRES, et leurs principes de révulsion ou de dérivation. C'est là tout le fond de leur vieille doctrine. Or, ces principes ont été relégués parmi les contes fantastiques par leurs professeurs les plus éminents. Aussi, au lieu de se servir de ces armes rouillées, ces Messieurs viennent prendre nos armes nouvelles dans notre arsenal thérapeuthique. Nous le voulons bien, mais nous avons le droit d'exiger qu'ils en conviennent. Qu'ils obtiennent des guérisons, qu'ils obtiennent de nombreux succès, nous le voulons bien, mais ils ne peuvent nous refuser le droit d'examiner l'explication qu'ils en donnent. Si, nous disant les apôtres de l'Homœopathie, nous pouvions être accusés d'employer les principes de l'Allopathie, nous mériterions la diffamation la plus légitime; mais si, se disant les apôtres du vieux Galénisme, nos adversaires peuvent être accusés d'employer, de bonne ou de mauvaise foi , les principes de l'Homœopathie, n'avons-nous pas le droit de faire peser sur la fausse interprétation de leurs succès la plus légitime intolérance ?

Voilà cependant ce qui arrive tous les jours, et nous avons le droit d'appeler comme témoins , dans cette cause, leurs spécifiques anciens, leurs spécifiques modernes, dérobés à notre matière médicale et annoncés comme des découvertes dans les journaux du progrès médical. Mais nous citerons surtout les fameux GRANULES qui resteront toujours les fidèles serviteurs de l'Homœopathie, bien que leurs maîtres nouveaux aient tant soit peu changé leur livrée.

Il faut donc qu'on le sache et qu'on le publie. Les prétendus principes de la vieille Allopathie sont des erreurs, des fantasmagories impossibles. Dans le champ médical , l'Homœopathie sème et ne recueille pas. Or, oserez-vous accuser d'intolérance celui qui voudra défendre à des faucheurs étrangers de couper sa moisson ?

En troisième lieu , pouvons-nous nous contenter de la tolérance ? — On nous dira : « De quoi vous plaignez-vous ? N'êtes-vous pas tolérés par la Faculté et le Gouvernement ? N'avez-vous pas le droit d'exercer la Médecine , de publier des ouvrages et des journaux ? De faire même des cours particuliers, non reconnus par l'Etat , c'est vrai, mais parfaitement tolérés ? »

Tout cela peut-être dit de bonne foi, avec toutes les apparences de la plus innocente naïveté, ou bien sur le ton de la pitié railleuse que semblerait accorder un gouverneur despote à de malheureux prisonniers. Quoi qu'il en soit, nous allons nous comporter envers ce prétendu raisonnement, comme s'il était sérieux.

L'exercice de la Médecine, l'enseignement non-officiel d'une doctrine quelconque dans des cours privés et dans des journaux, tous ces droits ne sont-ils pas contenus dans le diplome de Docteur? Or, peut-on dire qu'on tolère un droit? — Le droit s'impose par lui-même, il n'a besoin d'aucune tolérance. La jurisprudence dit qu'il n'y a point de droit contre le droit; c'est dire que le droit repousse toute intolérance, à plus forte raison toute tolérance. Le droit repousse l'intolérance avec énergie, et la tolérance avec dédain.

Nous sommes tolérés dans le domaine médical !!! Un propriétaire peut vous dire : vous passez dans mon champ, je vous tolère ; mais un gendarme a-t-il le droit de vous dire : vous passez sur cette route impériale, on vous tolère?

Vous nous tolérez !!! Eh bien ! ne soyez pas si complaisants ! Enlevez à notre Corps dogmatique le droit d'accomplir ses fonctions. Enlevez-nous le droit d'absorber quelques cubes d'air dans l'atmosphère médicale. Enlevez à nos théories le droit de leur mouvement physiologique. Enlevez à nos principes le droit de leur libre circulation dans les artères du progrès !!!

Un philosophe a dit avec raison qu'une déclaration de tolérance n'est au fond qu'un acte d'intolérance. Ces paroles traduisent avec la clarté la plus indiscrète vos intentions et votre conduite ; et votre prétendue tolérance est tout-à-fait semblable à cette liberté qui, bien analysée, — comme l'a dit Napoléon Ier, — est une fable convenue, imaginée par les hommes qui gouvernent, pour endormir les gouvernés.

Enfin, l'article 2232 du Code civil nous défend d'accepter votre tolérance. Cet article dit : « Les actes de pure faculté et ceux de simple tolérance, ne peuvent fonder ni possession ni prescription. »

C'est-à-dire : tant que nos pas ne seront que tolérés dans le domaine médical, nous n'arriverons jamais à la possession de la plus petite propriété, et nous ne pourrons jamais dire : ce champ est à nous. C'est-à-dire : tant que nous ne serons que tolérés dans la maison que nous habitons, nous ne pourrons jamais dire : cette maison est à nous ; et tous les jours nous pourrons attendre l'arrivée du propriétaire qui nous invitera à sortir de son champ et de sa maison, et à chercher un autre abri et un autre soleil.

Ainsi nous ne pouvons nous contenter de la tolérance, parce qu'elle nous prive de nos droits, et que de ces droits nous ne sommes pas encore décidés à vous en faire l'imbécile concession.

En dernier lieu, une fusion entre les deux camps est-elle possible, et pourrions-nous y consentir ? une soudure peut-elle réunir les deux doctrines antagonistes ?

Ceux qui, de part ou d'autre, seraient capables de la proposer et de l'accepter, sont des hommes professant, sous beaucoup de rapports, le plus lâche tolérantisme. Tant que Galien et Hahnemann ne pourront se donner la main, tant que les *contraires* et les *semblables* constitueront les pôles de deux doctrines opposées, toute fusion restera impossible. Pour que cette fusion eût lieu, il faudrait de chaque côté le sacrifice de certaines convictions. Pour que les deux partis, marchant à la rencontre l'un de l'autre, pussent finir par se rencontrer, il faudrait que l'un fît quelques-pas en avant, et l'autre quelques pas en arrière. Or, malheureusement les préjugés retiendront longtemps encore les Allopathes dans leur coupable inaction, et heureusement la sainteté des convictions défendra toujours aux Homœopathes de retourner vers les doctrines qu'ils ont abandonnées.

Saint Paul disait aux Galates: « Si je rétablis ce que j'ai détruit, je me rends prévaricateur. » — Je soutiens donc que la marche vers une fusion serait, de la part des Allopathes, un progrès; mais, de la part des Homœopathes, une prévarication. Comment pourrions-nous prêter notre concours à la reconstruction de la tour de Babel ? Ne vaut-il pas mieux élever avec ses débris le nouveau temple de Jérusalem ?

Tout homme qui, sous le prétexte d'une tolérance mal comprise, est prêt à faire le sacrifice d'une partie de ses convictions, cet homme, semblable à l'aveugle Samson, ébranle les colonnes de son édifice, et périt sous ses ruines.

Toute fusion est donc impossible, et lorsqu'on nous

la propose, repoussons-la avec toute l'énergie de la vérité. Périsse plutôt notre doctrine, que de souffrir sa division ; et si nous étions appelés devant le tribunal de Salomon, imitons la véritable mère de l'enfant ; consentons plutôt à la mort qu'au partage de nos principes.

Le prince de Metternich disait un jour à un de nos plus célèbres publicistes : « La pondération des pouvoirs » est une utopie philosophique. Tout pouvoir est de » sa nature envahissant et exclusif de tout pouvoir » rival..... S'il en existe deux ou davantage, ce n'est » pas à la pondération qu'il faut songer, mais à la » lutte. La lutte éclate et se prolonge fatalement, jus- » qu'à ce qu'un seul de ces pouvoirs ait vaincu les » autres. »

C'est donc la lutte que nous acceptons, que nous voulons ; la lutte de l'intolérance contre les faux principes, et contre une tolérance insultante et railleuse ; la lutte contre la vieille erreur, afin que nous puissions bâtir sur ses ruines le temple de la vérité.

IX

LES DROITS DE LA FOI.

Certes ! on peut le dire : dans notre siècle, l'enseignement général n'a pas beaucoup à se plaindre sous le rapport de la liberté. Dans le domaine de la philosophie, des sciences, des lettres, des arts, l'esprit humain n'a plus voulu de limites, et il n'en a plus. Partout et pour tout, le rationalisme a voulu ses coudées franches, et le large ne lui manque pas ; partout et pour tout, le libre-examen a voulu exercer son appétit pantagruélique, et la pâture ne lui manque pas. Etes-vous philosophe ? Etes-vous éclectique, dogmatique, rationaliste ? Allez dans nos Ecoles modernes, vous aurez une chaire consacrée au développement de vos opinions. Etes-vous appelé, par votre attraction, vers les sciences, la littérature, les arts ? Vos goûts seront satisfaits par un enseignement spécial. Depuis les mathématiques, la physique, la chimie et toutes les branches de l'histoire naturelle, jusqu'à la peinture, la musique et la chorégraphie, vous trouverez partout des professeurs pour diriger votre esprit, vos pas, votre larynx, vos doigts et votre pinceau. Mais êtes-vous Médecin, ou voulez-vous le devenir? Ma foi! tant pis; je vous plains ; surtout si vous êtes Homœopathe. Vous ne pourrez aucunement suivre la voie de votre attraction, et si vous avez des convictions, vous serez obligé de les nourrir par des études solitaires; tant pis pour vous, car sur le perron de l'édifice destiné à l'enseignement de votre doctrine, il y a, nuit et jour, de faction et de garde, un académicien pour vous empêcher d'entrer.

— Mais les droits de mes convictions, qu'en faites-vous? Quel despotisme sera-t-il assez puissant pour enchaîner ma pensée? — Oui, vous avez raison! criez bien fort, frappez du pied dans le vestibule, jusqu'à ce qu'un écho se réveille et aille porter votre voix à une puissance supérieure, qui vous fera justice !!!

Les droits de la foi !... Connaissez-vous des droits plus directs, plus absolus, plus sacrés ?... Surtout dans le moment où nous sommes ; dans le moment où chacun se reconnaît le droit de dire à son voisin : tu as mal vu, mal entendu, mal compris ; c'est moi qui ai raison ; ma conscience me l'a dit.

Homœopathes par conviction, animés du feu sacré de la foi la plus vive, — quoique ne faisant point profession de rationalisme, — proclamons les droits de notre liberté individuelle.

Porter notre examen et nos investigations dans le champ des systèmes et des hypothèses, pondérer la valeur des diverses doctrines plus ou moins antago-nistes, abandonner les unes pour épouser les autres, rejeter celle-ci et pratiquer celle-là, passer tous les faits, anciens et nouveaux, au crible de l'observation la plus pure et la plus sévère, appuyer enfin sur de pareils fondements des convictions unes, vives, uni-verselles… Toutes ces choses ne sont-elles par pour nous des droits absolus ? Avons-nous, oui ou non, le droit de nous réunir en concile, d'y formuler les articles de notre foi et d'y chanter notre CREDO solennel ?

La foi, dans les sciences expérimentales, n'est point un don de Dieu, comme l'appelle le docteur des Gentils ; elle n'est pas, comme le dit cet apôtre aux Hébreux, *argumentum non apparentium*, l'argument des choses invisibles ; elle n'est pas le chemin téné-breux dans lequel Abraham marchait sans savoir où il allait, *Nesciens quò iret*. Nous ne crions pas dans le désert des hypothèses : Où ALLONS-NOUS ! Où ALLONS-NOUS !! Notre foi est celle que nous avons acquise par l'examen comparatif de l'erreur et de la vérité, par l'examen spécial et sérieux de la doctrine nouvelle et sa consécration par l'expérience.

Ainsi comprise, notre foi est l'assentiment éclairé, volontaire et libre que nous donnons à l'existence des

faits , à la vérité d'une doctrine , d'après le témoignage
de l'expérience et de la raison.

Or , qui pourra nous nier le témoignage dè notre
examen, le témoignage de nos sens et de notre conscience, le témoignage des sens et de la conscience de
nos clients ? Presque tous nous avons été Allopathes avant d'être Homœopathes ; presque tous nous
avons parcouru , pendant un certain temps , les vieux
sentiers de l'erreur , avant d'entrer dans la voie de la
vérité ; presque tous nous avons sacrifié aux idoles du
polythéïsme, avant de nous enfermer dans le temple du
vrai dieu de la Médecine. Nous avons vu , nous avons
touché, nous avons manié des faits , et des faits très-
nombreux. Nous avons été peut-être d'abord incrédules
comme l'apôtre Thomas ; mais depuis que, comme
lui, nous avons mis la main sur le cœur de la vérité,
depuis que nous avons senti les vigoureuses pulsations
de la foi, nous croyons fermement, et nous voulons
prêcher fermement notre doctrine ; or, nous ne pourrons jamais la prêcher tant qu'on nous refusera le droit
de l'enseigner.

Par pure curiosité scientifique, j'aimerais bien de
savoir si nos adversaires, — probablement tous libres
penseurs , — pourraient trouver un seul argument à
opposer aux droits de la foi des disciples de l'Homœopathie. — Vous ne croyez pas à notre doctrine , vous
êtes libres , libres même de penser, de parler contre
elle , et d'enseigner des erreurs qui lui sont opposées.
Mais si nous y croyons , nous, si nous y croyons aussi

fermement que vous croyez à la vôtre , pourquoi ne serions-nous pas libres , libres de penser , de parler contre votre doctrine, et d'enseigner des vérités, même capables de froisser vos convictions ?

Tout naturellement , cette discussion nous fait toucher au trépied des vertus théologales. Les droits de la foi engendrent donc les droits de l'espérance.

Lorsqu'une armée est à la veille d'engager une bataille , la foi en sa bonne cause allume son énergie, mais le feu de l'attaque est alimenté surtout par l'espérance de la victoire. Il en est ainsi de tous les apôtres d'une nouvelle idée. Plus forte est la lutte , plus forte aussi est la résistance ; plus vive est la persécution , plus vive aussi est l'espérance. En vain , vous bâtissez des digues contre notre courant ; plus ces digues seront hautes , et plus furieux deviendra le courant ; et, comme vous ne pouvez en tarir la source , un moment viendra où les flots bondissant sur vos obstacles , les emporteront jusqu'à la dernière pierre , vous laissant dans l'impuissance de les rebâtir. — C'est notre espérance.

Quels sont ses points d'appui ?

Notre espérance appuie ses droits d'abord sur la constitution radicale de notre doctrine. Au simple examen de l'organisation d'un individu , l'œil exercé d'un médecin peut calculer ses chances de vie ou de mort. En passant une armée en revue , un général peut aussitôt calculer ses chances de défaite ou de victoire. En voyant fonctionner la machine politique d'une nation, un habile économiste peut calculer aussitôt les chances de décadence ou de prospérité de cette nation. De même, en scrutant les principes de notre doctrine, on peut calculer ses espérances : en un mot, en mesurant ses attractions, on peut prédire ses destinées.

Or, je soutiens que tout médecin qui voudra examiner avec bonne foi, et sans préjugé, l'organisation de la doctrine hahnemannienne, ne tardera pas à se convaincre qu'une pareille doctrine ne périra jamais, parce qu'elle renferme dans son sein le germe d'un progrès indéfini.

La marche progressive de l'Homœopathie forme en effet notre deuxième raison d'espérance.

Inutile d'énumérer et de répéter ici les succès de notre doctrine : succès qui grandissent toujours, succès qui ont déjà porté la lumière dans toutes les parties du monde. Tous les jours quelque médecin déserte les vieux drapeaux de la routine, pour s'enrôler sous la bannière de Hahnemann ; tous les jours le nombre des clients augmente. Les malades guérissent, ils le disent, ils le publient, et opèrent ainsi de nouvelles conversions. Il faut que notre règne nous arrive, et il arrivera ; — c'est notre espérance.

Nous espérons enfin la déclaration des droits de l'homme dans le domaine médical, parce que le chef de l'Etat est le premier protecteur du progrès. Il entendra notre voix, il approuvera notre *résistance à l'oppression*, et rétablira l'équilibre parmi les droits d'une certaine classe de citoyens.

Aussi, notre espérance est plus vive que jamais. Le câble de notre symbole n'est pas encore rompu. — Notre vaisseau vogue sur une mer immense et agitée par l'orage ; mais le vent de l'espérance enfle nos voiles, et la foi est notre pilote. Depuis un demi-siècle notre ancre laboure le sable des préjugés, mais un jour elle se fixera au rocher du progrès.

En attendant que cette heure glorieuse sonne pour nous, proclamons les droits et les devoirs de la charité. Charité pour tous. Que nos adversaires se représentent un peu plus souvent que nous sommes tous enfants du même Dieu, que nous sommes tous destinés à travailler sous le même soleil, dans le même champ et pour la même moisson. Qu'ils n'oublient jamais que les injures, de si haut qu'elles partent, ne sont capables que de salir leur dignité et leur hermine; qu'ils n'oublient jamais qu'en méconnaissant nos titres et nos droits, ils flétrissent leurs titres et leurs droits, car le trait de la calomnie est toujours répercuté sur celui qui le lance.

Et à notre tour, si nous sommes intolérants envers leurs principes, nous serons très-tolérants envers leurs personnes. A notre tour, nous ferons tous nos efforts pour dissiper les nuages qui dérobent à leur vue le soleil de la vérité. Nous ferons tous nos efforts pour les ramener au bercail, et alors la divine parole sera accomplie, et, dans le champ médical, il n'y aura plus qu'un seul troupeau et un seul pasteur.

X

LES DROITS DES CULTES.

~~~~~~~~

Un jour, il n'y aura sur la terre qu'une seule religion, et partant qu'un seul culte : C'est ma conviction.
— Je viens de le dire : Un jour il n'y aura plus qu'un
seul troupeau et un seul pasteur ; c'est écrit. Mais
pour en arriver à cette heureuse et dernière période,
que de statues secrètes il faut renverser, que de temples particuliers il faut démolir ! Pour arriver à cette
terre promise, ce n'est pas la mer Rouge qu'il s'agit de
traverser ; il faut que toutes les fausses religions, que
tous les faux cultes s'évanouissent et disparaissent,
comme les eaux de mille petits courants, taris dans
leur source, suivraient une dernière fois la pente de
leur lit, pour se perdre dans l'Océan.
~~~~~~~~

Que de cultes, en effet, naissent chaque jour, depuis que la philosophie rationaliste a fécondé le vieil adage : *tot capita, tot sensus* ! Ne pourrait-on pas dire aujourd'hui : *tot capita, tot cultus* ! Autant de raisons individuelles, autant de consciences ; autant de consciences, autant de convictions ; autant de convictions, autant de religions ; autant de religions, autant de cultes. — Quelle déplorable logique et quel déplorable enchaînement !! Il faut oser le dire, depuis le règne de l'individualisme religieux, chacun, avec le télescope du libre-examen, peut découvrir au firmament de la Bible sa religion et son culte.

C'est bien de nos jours que les *Idola specus* de Bacon sont entrées dans le domaine de la réalité. Chacun se retire dans sa petite caverne, et là, dans sa contemplation solitaire, taille à loisir l'idole de son inspiration, et finit par l'animer, par l'adorer, comme cet imbécile sculpteur de l'île de Cypre. La comédie de Pygmalion a d'innombrables représentations quotidiennes dans les Etats-Unis, et malheureusement de trop fréquentes dans les petites *cavernes* de notre France.

Répétons-le : Il ne peut y avoir qu'une seule religion vraie, partant qu'un seul culte vrai ; et cependant nous avons plusieurs cultes en France. Je veux seulement ici parler de ceux qui sont reconnus et salariés par l'État, des trois cultes principaux adoptés et protégés par nos lois, de ceux, par conséquent, qui ont et peuvent faire valoir leur droit respectif. L'État le veut, respectons ses décisions, et rentrons dans nos *réserves*.

Mécontents du pouvoir restrictif qui pèse sur les cultes naissants ou à naître, certains libres penseurs, et surtout les fabricants de religions nouvelles, auraient voulu effacer les limites de la liberté des cultes, pour satisfaire aux exigences de l'individualisme capricieux. C'est probablement pour ne pas froisser de pareilles intentions, qu'un rapport fut adressé à l'Empereur, dans le mois de mars 1859, par LL. EE. les Ministres de l'intérieur et de l'instruction publique et des cultes, *concernant l'autorisation pour l'ouverture de nouveaux temples, chapelles ou oratoires, destinés à l'exercice public des cultes protestants.* On faisait observer que *le principe de la liberté des cultes se rapportait surtout à la liberté absolue de conscience. L'Etat,* — ajoutait le rapport, — *n'a point à demander compte des croyances personnelles, et nul ne peut être recherché ou inquiété à cause de ses croyances, si d'ailleurs il n'offense ni les règles de la morale, ni les lois du pays.*

Est-ce à dessein, ou par pure coïncidence? quoi qu'il en soit, cette partie du rapport n'est qu'une nouvelle *déclaration des droits de l'homme,* formulée par l'article 10 : « Nul ne doit être inquiété pour ses » opinions, même religieuses, pourvu que leur mani- » festation ne trouble pas l'ordre public établi par la » loi. »

Le 4 mai 1859, M. Guizot, le grand prêtre du libre examen, et digne sous ce rapport d'être président en

Amérique, a proclamé la liberté des cultes, *sans restriction*, dans un discours qu'il a prononcé devant la Société biblique protestante. « Nous avons droit, dit-il, à la liberté des cultes, *réelle, efficace, garantie.*»

Que la liberté des cultes soit un *droit* pour les citoyens, et que la déclaration de ce droit soit demandée au Pouvoir, ce n'est pas notre affaire : *Fiat !*... Mais nous avons le droit de faire ressortir certaines inconséquences déplorables.

Ainsi, en 1835, les Médecins homœopathes de Paris adressèrent une demande à l'Académie médicale. Et que demandaient-ils ? la reconnaissance de l'Institut homœopathique en qualité de société savante ; l'autorisation d'ouvrir un dispensaire et la fondation d'un hôpital.

L'Académie envoya aussitôt son refus, c'est clair. — Alors, on en appela en quelque sorte au ministre de l'instruction publique, qui répondit au président de la Société homœopathique, une lettre, dont voici quelques lignes : «.... *Avant de prendre une décision définitive sur la demande de cette société, j'ai dû examiner avec soin, et discuter les avantages et les inconvénients que pourrait offrir son établissement.* » — Il autorise l'Institut homœopathique à se réunir et à poursuivre ses travaux, à la condition qu'il retranchera de son réglement, les dispositions..... relatives à l'établissement d'un dispensaire et d'un hôpital homœopathique.

« Je ne doute pas, — ajoute-t-il, — que la société » n'apprécie les motifs d'une pareille restriction. Il est

» juste, sans doute, de n'apporter aucun obstacle aux
» recherches purement scientifiques quelle que puisse
» être leur nouveauté; mais il est du devoir d'une
» sage administration, d'attendre que le temps et l'expé-
» rience aient prononcé sur la valeur des nouvelles
» méthodes thérapeutiques, avant d'en autoriser l'appli-
» cation dans des établissements publics et gratuits. »

Cette lettre est signée : *Guizot*, Ministre, en ce
temps-là, de l'instruction publique; le même qui
veut avoir droit à la liberté des cultes, *réelle, efficace,
garantie*; le même qui proclame cette liberté, *sans
restriction*; en un mot, le grand prêtre du rationalisme.

Certes, mon intention n'est pas de diminuer le
mérite de cette lettre. Cette réponse remplie de la
plus haute convenance et quant au fond et quant à
la forme, si elle apporte quelque restriction aux articles de notre pétition, du moins elle n'est pas entière-
ment négative comme celle des académiciens. Seulement
j'aimerais bien de savoir si aujourd'hui avec ses idées
de libéralisme absolu, M. Guizot, se trouvant encore
Ministre de l'instruction publique et recevant la même
demande, ferait la même réponse....?

La prudence d'un ministre ou d'un pouvoir supérieur quelconque, dans l'admission ou la répulsion
d'une idée nouvelle, est certainement très-louable.
Qu'il soit *du devoir d'une sage administration d'attendre que le temps et l'expérience aient prononcé sur la
valeur des nouvelles méthodes thérapeutiques, avant*

d'en autoriser l'application dans des établissements publics et gratuits; c'est ce que nous sommes bien loin de contester. Mais que cette sage et prudente sévérité n'atteigne pas les cultes nouveaux et individuels, voilà ce qui commence à devenir incompréhensible.

Il faut le répéter encore. La religion et la Médecine marchent presque sur deux voies parallèles. La religion est appelée à soigner la santé de l'âme, comme la Médecine est appelée à soigner la santé du corps. Le culte est à l'âme ce que la thérapeutique est au corps. Le culte a pour pivot l'enseignement religieux, de même la Médecine a pour pivot l'enseignement officiel. Or, si on demande la liberté absolue pour les cultes, ou enseignement religieux, pourquoi n'aurait-on pas le droit de demander la même liberté pour l'enseignement médical? Ou bien, en resserrant la question : si en France, trois religions bien distinctes ont la liberté de leur culte spécial, pourquoi voudrait-on conserver un seul culte ou enseignement médical? Nous demandons, et nous avons le droit de demander la solution de ce problême.

En France, pendant longtemps, c'est-à-dire jusqu'à la proclamation des *Droits de l'homme*, le catholicisme a été la religion de l'Etat, la seule religion officielle. Depuis, le protestantisme et le judaïsme ont leur culte spécial, non-seulement reconnu, mais encore salarié par l'Etat. En Angleterre, depuis Henri VIII, le catholicisme, relégué dans ses églises et privé de ses

droits, est aujourd'hui indépendant; et les Juifs, exclus
des charges publiques, viennent de recevoir leur titre
intégral de citoyens. C'est ainsi que peu à peu, et
suivant la marche de ce *qu'on est convenu d'appeler le
progrès*, quelques cultes ont été officiellement reconnus
dans certaines nations, et que dans d'autres on en
admet autant qu'il s'en présente. Or, pour la Médecine, point de liberté. Toujours un seul enseignement,
qui finit par devenir orgueilleux, jusqu'à l'insolence,
de son monopole intolérant.

Quelle est la raison de cette inconséquence aveugle,
de ce paradoxe brûlant? Cette raison est bien simple,
mais elle couvre une absurdité si générale, que je
n'ose presque la dévoiler.

Cette absurdité générale est la traduction malheureusement trop fidèle des tendances de notre siècle ;
malheureusement aussi cette absurdité est presque
logique. En effet, quels soins voulez-vous que prenne
de l'âme un siècle si matérialiste ? N'est-il pas naturel
que le déisme, le naturalisme laisse chacun libre de
glisser sur la pente de ses convictions, pour arriver à
la porte de l'éternité ? Que de peines nous nous donnons pour la culture de notre esprit, pour la conser-
vation de notre corps, tandis que notre âme est oubliée
dans le coin le plus éloigné de nos préoccupations !
C'est triste, mais nous en sommes-là !

Ainsi, quand on parle d'une nouvelle doctrine
médicale, son admission à l'enseignement officiel
est déclarée impossible ; mais si on proposait aux

académiciens une religion nouvelle, ils seraient bien plus tolérants. Leur insouciance en admettrait bien une chaque jour. Qu'importe, en effet, une de plus ou de moins? Si un individu quelconque venait à inventer une religion, et demandait la liberté pour son culte nouveau, les académiciens ne soulèveraient aucun obstacle. Qu'importe que cet individu entraîne une foule d'âmes dans le gouffre de ses erreurs? — Mais quand il s'agit des intérêts du corps! Oh! alors la chose est plus sérieuse et demande examen.

En présence de la liberté des cultes, et la main sur la conscience, j'aurai du moins le courage de mes convictions. — Que le Pouvoir m'entende! Que le peuple m'entende! — Si dans le domaine religieux s'élèvent des églises, des temples et des synagogues, pourquoi, dans le domaine médical, la Faculté officielle règnerait-elle toujours sans rivale? — L'Homœopathie doit donc avoir son culte, ou enseignement officiel, et si ce droit lui est refusé, je demande la démolition du temple de la Logique, et il est juste qu'un Homœopathe donne le premier coup de marteau.

XI

LES DROITS DE L'IMPOT.

Les articles 12 , 13 et 14 des *Droits de l'homme* , s'enchaînent comme des corollaires de géométrie. Ils sont ainsi formulés:

Art. 12. « La garantie des droits de l'homme et du » citoyen nécessite une force publique. Cette force est » donc instituée pour l'avantage de tous et non pour » l'utilité particulière de ceux à qui elle est confiée. »

Art. 13. « Pour l'entretien de la force publique et » pour les dépenses d'administration, une contribution » communale est indispensable ; elle doit être égale- » ment répartie entre tous les citoyens , en raison de » leurs facultés. »

Art. 14. « Tous les citoyens ont le droit de constater » par eux-mêmes ou par leurs représentants, la néces- » sité de la contribution publique ; de la consentir

» librement, d'en suivre l'emploi et d'en déterminer
» la quotité, l'assiette, le recouvrement et la durée. »

Près d'un demi-siècle avant la Révolution française,
Montesquieu avait dit dans son livre XIII de l'*Esprit
des lois*, cette phrase succincte qui résume ces trois
principes : « Les revenus de l'Etat sont une portion
que chaque citoyen donne de son bien pour avoir la
sûreté de l'autre. »

Quelques lignes plus loin le Tacite moderne a fait
cette juste réflexion : « Il n'y a rien que la sagesse et
la prudence doivent plus régler, que cette portion
qu'on ôte et cette portion qu'on laisse aux sujets. »

Ces pensées législatives pourraient fournir matière
à des commentaires presque infinis ; je ne puis m'arrêter qu'à celles qui peuvent servir à ma onzième
thèse, et être transplantées dans le domaine médical.

Je veux donc considérer ici la question des impôts
dans leur *nécessité*, en second lieu vis-à-vis de l'Etat,
et enfin vis-à-vis des citoyens qui les fournissent.

Je passe sur le premier point. Depuis Néron, l'utopie
de l'abolition des impôts n'a plus traversé que quelques
cerveaux ramollis. Du reste, on comprend que Rome
pût alors se passer d'impôt, avec tout ce que lui rap-
portaient tant de peuples tributaires.

En parlant du second point, c'est-à-dire de la FORCE
pour l'entretien de laquelle on a créé l'impôt, il faut
s'élever à des considérations dignes de notre siècle.

Evidemment, il ne s'agit pas ici de cette force qui
se promène dans les rues ou sur les routes impériales,

sous la forme d'un gendarme ou d'un sergent de police.
Dans un ordre plus noble, il ne s'agit pas même de la
force de l'armée, mais seulement et surtout de cette
force morale qui maintient l'équilibre des nations.
Notre siècle sent bien encore un peu la poudre, c'est
vrai ; mais on ne peut disconvenir cependant que nous
soyons bien plutôt sous le règne de la diplomatie, que
du canon rayé.

Actuellement, c'est l'idée qui gouverne la France.
Or, l'idée transportée sur le terrain scientifique et
dans le domaine médical, est traduite, manifestée
par l'enseignement. Telle est la force morale que
nourrit l'impôt, puisque l'impôt nourrit les agents de
l'enseignement public ; or, chaque citoyen apportant
sa quotité d'impôt à la caisse du budget, doit avoir le
droit direct de faire partie de cet enseignement. Notre
intention doit commencer à paraître à l'horizon ; elle
va y monter avec tout son éclat, en examinant la
question de l'impôt vis-à-vis des droits qu'il confère
aux citoyens qui le fournissent.

N'oublions ni les trois articles des *Droits de l'homme,*
ni la définition et la réflexion de Montesquieu. Or,
voici comment il faut envisager la question. Qui dit
impôt *(imponere)*, dit charge ; qui dit charge, dit
devoir ; qui dit devoir, dit droit. Or, les Médecins
homœopathes et leurs clients paient leur quotité d'impôt. Ils ont donc, par cela même, charge et devoir ;
ont-ils les droits corrélatifs ? C'est ce qu'il s'agit de
démontrer.

Elaguons de la question les devoirs et les droits généraux, et renfermons-nous dans le cercle de certains droits particuliers concernant l'*enseignement* ou le *culte* médical. Je tiens à rendre synonymes ces deux substantifs, et l'on en verra tout-à-l'heure le pourquoi.

Examinons d'abord la patente des Médecins. Avec certaines époques, elle a eu ses flux et reflux financiers.

Après l'abolition des maîtrises et des jurandes, par Turgot, une loi du 17 mars 1791, institua la contribution des patentes ; deux ans après on les supprima, et l'an III les rétablit. Depuis, cet impôt a été maintenu et réglé par des lois spéciales, en 1844 et 1858.

Certaines professions libérales, — entr'autres celle de Médecin, — avaient été exemptées de l'impôt de la patente par la loi de 1844, mais celle de 1858 jugea à-propos de faire rentrer MM. les Docteurs dans le cadre des contribuables patentés ; et cette dernière loi tient encore. C'est sans doute son droit, et ma thèse ne veut élever contre elle aucune réclamation ; ce n'est pas son affaire. Ce qu'il y a de positif, c'est que les Médecins paient patente, et jettent ainsi leur part de paillettes dans le Pactole qui a sa source dans la bourse des citoyens, et son embouchure dans la caisse de l'Etat.

Or, aucun Médecin n'est exclu de l'impôt : donc aucun ne doit être exclu du droit qu'il confère. Il me semble que c'est logique, aussi logique qu'une quittance du percepteur. Donc, il est temps de déclarer l'égalité des Médecins et de leurs clients devant les droits de l'impôt. Or, cela n'est pas, donc il faut que cela soit.

Examinons maintenant ce qui se passe. Voici un fait qui tombe, de droit, sous la liberté de la discussion. Voici donc ce que dit un écrivain allopathe que je pourrais citer au besoin : « Il n'y a à Paris, ni » Ecole, ni enseignement ; il y a un Etablissement » universitaire où vingt-six Professeurs, *payés par le* » *budget,* viennent individuellement imposer leurs » opinions et leurs doctrines, et où les élèves se prépa- » rent à leurs épreuves, en vue de tels ou tels exami- » nateurs. Remarquez que ce n'est pas une critique » que je fais ; *j'expose simplement ce qui est ;* j'en con- » clus seulement que, quand j'entends dire : Ecole de » Paris, j'entends une expression ambitieuse, *mais* » *vide de sens...* »

Je ne veux pas non plus faire la critique de cet aveu au point de vue doctrinal ; ce n'est pas la question. Pour le besoin de ma thèse, je ne m'arrête qu'au nombre de Professeurs nourris par le budget. Il ne s'agit pas ici de jongler avec des chiffres ; la chose est sérieuse, sérieuse comme une règle d'arithmétique. Vingt-six Professeurs à Paris ! Supposez le même nombre à Montpellier et à Strasbourg. Trois multipliés par vingt-six égalent soixante-dix-huit. Multipliez ce nombre par les honoraires que reçoit chaque Professeur, et vous arriverez à un total qui vous représentera une assez bonne saignée faite à la veine du budget.

Ajoutez encore à ce total les sommes provenant des appointements alloués aux Directeurs des hospices dont nous sommes exclus, aux Médecins de l'armée, honneur dont nous sommes exclus également ; ajoutez, enfin, tant d'autres petites sommes dont je suis obligé de négliger les calculs, et vous finirez par obtenir d'assez bons moyens *révulsifs* et *dérivatifs* appliqués sur la caisse de l'Etat.

Et qui paie tout cela ? les citoyens. — Or, comme les Médecins et clients Homœopathes forment une partie de la somme de ces citoyens, il en résulte évidemment que s'ils ne paient pas tout, ils paient du moins une fraction de ce tout. Il en résulte que les Homœopathes *contribuent* par leurs *contributions* aux appointements des professeurs Allopathes. Il en résulte qu'avec nos deniers, avec le fruit de nos économies, nous nourrissons une doctrine que nous avons le droit de flétrir de toute la force de nos convictions. Est-ce là de la justice ? Est-ce là l'équitable répartition des impôts ? Est-ce là la *garantie des droits de l'homme et du citoyen* dans le domaine médical ?

Mais, voici une réflexion qui donnera une nouvelle force à ma thèse. Je reviens à mon parallèle du culte religieux et du culte médical. J'aime à étayer mes preuves de ce continuel rapprochement, et, sous ce rapport, je m'expose bravement à la dent de la critique.

Trois cultes sont reconnus en France et salariés par l'Etat. Mais supposez qu'il n'y en ait qu'un seul ;

supposez , par exemple , que le culte catholique soit seul entretenu par le budget national. Que diraient les Protestants ? — « Comment ! nous sommes obligés de nourrir , avec nos contributions , les Prêtres catholiques ! Mais c'est injuste ! Nous aimons mieux payer les Ministres de notre religion ! » — Et en cela ils seraient dans leur droit de *protester*. — Supposez encore que les cultes catholiques et protestants soient seuls payés et reconnus , les Juifs auraient le même droit de demander au budget les honoraires de leurs Rabbins. C'est logique , mais si ce raisonnement est logique vis-à-vis du culte ou enseignement religieux , il est aussi logique vis-à-vis du culte ou enseignement médical.

De deux choses l'une : ou bien que les Professeurs ne soient pas payés par l'Etat , et alors , par subdivision d'argument, ou ce titre sera purement honorifique, ou il sera payé par les adhérents à chaque doctrine respective ; — ou bien que l'Etat ramifie et divise le monopole de l'enseignement , et reconnaisse plusieurs cultes médicaux officiels , comme il a reconnu plusieurs cultes religieux officiels.

Que les Homœopathes *contribuent* à alimenter l'enseignement exclusif d'une doctrine qu'ils réprouvent et considèrent comme la grande erreur médicale ; que les Homœopathes , condamnés à vivre comme de pauvres péripatéticiens, ne trouvent pas un Académus assez généreux pour leur faire présent d'un petit jardin ; que les Homœopathes soient forcés d'acheter les

7

pierres destinées à construire un temple dont l'entrée leur est sévèrement défendue , voilà l'*abomination de la désolation !*

Mais que les Homœopathes, soumis à des devoirs, puissent jouir en liberté de leurs droits corrélatifs ; que les Homœopathes , aidant à porter la charge des contributions , recueillent leur part de leurs bénéfices; voilà les droits de l'impôt dans le domaine médical.

XII

LES DROITS DES MINORITÉS.

Dans l'atmosphère de ce qu'on appelle le bon sens, il s'établit parfois des courants d'absurdité inexplicables. Ce pauvre gros bon sens, on voudrait l'élever au titre de *criterium* universel, on voudrait l'établir le *criterium* des vérités scientifiques, voire même des vérités religieuses; on a été jusques-là. Ce naïf bon sens qui circule dans tous les cerveaux, fermente dans toutes les conversations, pétille dans tous les esprits, finit par engendrer, bien des fois, les plus délicieuses divagations.

Si vous voulez être tant soit peu indiscret, approchez un instant votre oreille de la porte d'un cercle, ou d'un salon, ou d'une Académie, et écoutez:

— Que dites-vous des Homœopathes? Ils demandent leurs chaires, ils demandent leurs droits dans le

domaine de l'enseignement médical. (*Etonnement géné-*
ral !) — Mais quels droits peut avoir un si petit nombre d'hommes représentant une nouvelle idée ? Cette
idée est trop jeune, trop faible ! Le plus simple bon
sens dit que quelques hommes comparés à la masse des
opposants, ne peuvent former aucune autorité, etc.,
etc., etc. (*Assentiment général.*)

Voilà en vertu de quels naïfs paradoxes, le bon
sens se met tous les jours dans le cas de se faire rappeler à l'ordre.

Dans la *chambre* médicale, nous représentons la
minorité ! C'est vrai, j'en conviens ; mais qu'est-ce
que cela prouve ? Cela vous donne-t-il le droit de formuler quelques *donc* emphatiques, et de dire : *donc*
ils sont dans l'erreur, *donc* ils n'ont aucun droit, *donc*
nous devons les repousser, *donc.....*

Les minorités ont leurs droits directs, absolus,
aussi bien que les majorités, et les faibles aussi bien
que les forts. D'un coup de plume, d'un coup de son-
nette, d'un coup d'épée, faites disparaître cette vérité,
et tout progrès devient impossible, toute chambre
législative devient impossible, tout équilibre international devient impossible. La vérité représentée par
un est aussi bien *vérité* que lorsqu'elle est représentée
par cent, par mille, par cent mille.

Nous sommes en petit nombre, c'est vrai. Mais tout
a un commencement, depuis les progrès scientifiques
jusqu'aux expansions religieuses. Voyez les chrétiens !
Combien étaient-ils ? Ils ont commencé par être douze,

et , avec le temps , ce nombre s'est élevé à la plus haute puissance , en dépit, ou peut-être à cause des persécutions. Pour découvrir le Nouveau-Monde terrestre, Christophe-Colomb a-t-il eu besoin de la majorité des Espagnols ? Pour découvrir le nouveau monde sidéral , Newton a-t-il eu besoin de la majorité des astronomes ? Pour découvrir le nouveau monde des mathémathiques , Galilée a-t-il eu besoin de la majorité des savants ? Et pour découvrir le nouveau monde médical, Hahnemann a-t-il eu besoin de la majorité des académiciens ? Erreur ! paradoxe !! Les minorités peuvent être en possession de la vérité, et malheureusement , n'est-ce pas toujours ce qui arrive ?

Nous sommes en petit nombre, c'est vrai , et cela s'explique, Messieurs nos ennemis. Vous arrêtez notre marche , vous comprimez notre élan , vous étouffez nos efforts , et en cela , il faut que je vous le dise , vous avez un tort immense, et vous courez les risques du calcul le plus faux. Si vous nous croyez dans la vérité , laissez marcher le progrès , si vous nous croyez dans l'erreur , laissez-nous la liberté. Une bonne fois , ouvrez votre entendement. Les persécutions fortifient et grandissent toutes les idées nouvelles ; l'erreur , au contraire , s'évanouit bientôt dans les bras de la liberté. Livrez-nous donc à nous-mêmes, ouvrez-nous le cercle de la plus facile expansion , et vous verrez alors que nous mourrons bientôt.... , ou que vous mourrez bientôt ; — votre crainte trahit tout le secret de votre logique opposition.

Nous sommes en petit nombre, c'est vrai, mais cela ne durera pas longtemps. Chaque jour des conversions nouvelles nous amènent des disciples nouveaux. Chaque jour notre nombre s'accroît de quelques unités; et cela s'opère tout naturellement au dépend de votre majorité. Un jour donc viendra où les deux camps seront égaux, et, quelque temps après, l'égalité disparaîtra encore, vous serez passés à l'état de minorité, et peu à peu, de cette manière, vos vieilles doctrines passeront à l'état d'antiquailles qu'on abandonne à la rouille du temps.

Nous sommes en petit nombre, c'est vrai; mais combien formez-vous de sectes dans vos divisions infinies ? Vous n'êtes pas deux capables de vous entendre, parce que vous n'avez aucunes lois fixes dáns votre nation médicale, parce que le drapeau de vos doctrines est livré à tous les vents, parce que le vieux vaisseau Galénique n'a ni boussole ni pilote ; et alors évidemment chacune de vos sectes représente une minorité bien moindre encore que la nôtre. Si nous vous demandions : combien êtes-vous? — Vous nous répondriez : cent mille, un million. Et vous auriez raison de répondre ainsi, car avec votre rationalisme, avec votre éclectisme, avec votre individualisme systématique, chacun de vous compte pour une unité. Si vous demandiez aux Homœopathes : combien êtes-vous? Nous vous répondrions : nous sommes UNS; car nous avons l'unité dans nos dogmes ; et, dans la résultante de nos forces, nous tendons vers le même but.

On peut nous objecter que les Médecins homœopathes, unis quant aux principes de leur doctrine, sont
souvent en désunion quant aux personnes et vis-à-vis
des intérêts matériels. Cela est malheureusement trop
vrai. Lorsque le chef d'une idée nouvelle vient à
disparaître, c'est presque toujours l'orgueil qui lui
succède, l'orgueil qui souffle sur l'esprit de chaque
disciple et féconde le germe des plus déplorables
ambitions. Cela est vrai, comme il est vrai que les
Allopathes désunis quant à leurs prétendus principes,
savent parfaitement se coaliser dans leur haine contre
nous, et deviennent UNS lorsqu'il s'agit d'allumer contre
nous le feu de la persécution.

Ne parlons plus de ces misères et revenons à de plus
nobles considérations.

Nous sommes en petit nombre, mais nous sommes
UNS, et « l'union fait la force » un écrivain célèbre l'a
dit : rappelez-vous ce rocher qu'il dépeint fermant la
route ; un voyageur arrive, trop faible pour le soulever,
il s'assied et attend ; un deuxième arrive, un troisième
et puis un quatrième arrivent, et ce que le premier
n'avait pu faire seul, ils le font ensemble. Ainsi
ce rocher qui nous ferme la voie de l'enseignement,
nous réunirons nos forces pour l'enlever, et nous y
parviendrons parce que nous sommes UNS.

Enfin, nous sommes en petit nombre, mais nous
sommes UNS, et comme les anciens Germains nous
nous enchaînerons les uns aux autres, afin de vaincre
ou mourir ensemble.

L'Homœopathie est jeune, elle ne peut donc encore avoir aucun droit. — Deuxième paradoxe.

Je ne puis répéter ici ce que j'ai déjà dit. J'ai déjà démontré comment l'Homœopathie était aussi ancienne que le monde, et comment par la chaîne de la tradition, elle se rattachait aux premiers âges de la Médecine. Mais, je le concède, nous sommes jeunes, nous ne sommes que d'hier, c'est vrai. Est-ce à dire pour cela que nous n'ayons aucun droit? L'enfant qui vient de naître n'est-il pas citoyen? Sa première inspiration demande sa part de l'air, son premier regard demande sa part de lumière, et sa première parole demande sa part des droits de l'homme.

L'Homœopathie est jeune!

Dans la science, il y a deux parties bien distinctes: les principes et l'application des principes; autrement dit : la théorie et la pratique. A ce dernier point de vue, une science a ses périodes de naissance, d'enfance, d'accroissement, etc. — C'est ce que l'on constate surtout pour les sciences expérimentales, comme la physique, la chimie, la médecine. Il en a été et il en sera ainsi de l'Homœopathie. Sous le rapport pratique ses disciples présents et futurs pourront lui faire subir certaines modifications progressives, mais sous le rapport dogmatique, je soutiens que, telle qu'elle est, notre doctrine restera immuable. Sous ce rapport l'Homœopathie est née majeure et émancipée, et elle n'a besoin d'aucune tutelle, pas même de celle de son père. Considérée dans sa perfection et son unité dogmatique, l'Homœopathie n'est pas même entrée dans son berceau ; elle s'est élancée, en naissant, dans le domaine de ses droits, et dans l'élan de la plus large émancipation, elle est montée aussitôt à l'horizon des vérités scientifiques.

L'Homœopathie est faible, elle ne peut donc encore avoir aucun droit. — Troisième paradoxe !

L'Homœopathie est faible ! c'est vous qui le dites. Elle a déjà montré sa force, et tous les jours, dans l'arène de la clinique, elle renverse quelques-uns de vos preux chevaliers, vous le savez bien. Vous la croyez faible parce que vous la croyez jeune, c'est-à-dire que vous bâtissez un paradoxe sur un autre paradoxe, vous bâtissez une maison d'argile sur des fondements de sable.

L'Homœopathie est faible ! Eh bien ! soit. Allez-vous encore conclure de cela qu'elle ne peut avoir aucun droit ? Mais connaissez-vous donc des droits plus directs, plus sacrés que les droits des faibles ? Un homme faible, paralytique même, cesse-t-il d'être citoyen ? Un enfant malade, rachitique même, n'a-t-il pas ses droits de l'homme ? Connaissez-vous une injustice plus monstrueuse que celle de l'oppression des minorités par les majorités, des petits par les grands, des faibles par les forts ? Sommes-nous donc encore au temps où le lion dévorait tout le butin en vertu de l'omnipotence de sa griffe ? Sommes-nous encore au temps où le faible agneau, buvant au-dessous du loup, passait par les assises d'un despotique râtelier pour lui avoir *troublé son onde pure ?*

Tous ces paradoxes étaient bons du temps que les bêtes parlaient, mais depuis la déclaration des *Droits de l'homme*, les faibles et les petits ont la *garantie* de leurs droits.

Si les devoirs engendrent des droits, de même les droits engendrent des devoirs corrélatifs; tout s'enchaîne dans ces questions. Ainsi, les droits des minorités des petits et des faibles peuvent être mis en regard des devoirs des majorités, des grands et des forts. Mon plan ne me permet pas de développer ces rapports; je ne puis que les indiquer.

Les majorités doivent le respect aux minorités. Les grands doivent protection aux petits, et les forts doivent charité aux faibles. Mais ce sont là des considérations générales; car ce que nous demandons en ce moment, ce n'est ni le respect, ni la protection, ni la charité de nos ennemis. Nous demandons nos droits. Il y a un pouvoir supérieur à toutes ces jalousies de confrères, à toutes ces calomnies de professeurs, à toutes ces haines d'académiciens, et c'est à ce pouvoir que nous osons demander une juste protection, et la déclaration des droits de l'homme dans le domaine médical.

XIII

LES DROITS D'ALLUVION.

Depuis l'ancienne école grecque, c'est-à-dire, depuis l'ère hippocratique, le domaine médical est traversé par un fleuve immense, que j'appellerai le fleuve de la tradition. Plus complaisantes que les eaux annuelles du Nil, ses eaux arrosent constamment notre vieille Egypte médicale, divisée en deux champs particuliers. Dans chacun de ces champs, la main d'Hippocrate a semé le germe d'une doctrine ; et les deux doctrines qui ont poussé sur chaque terrain sont opposées comme les rivages qui les séparent.

Sur un de ces rivages est né le principe des CONTRAIRES, et sur l'autre le principe des SEMBLABLES.

De tout temps, le fleuve de la tradition a roulé dans son sein les théories les plus diverses. Capricieux

dans son parcours, il a toujours imité les sinuo-
sités capricieuses des systèmes. Tantôt calme dans
son lit, tantôt agité et furieux, il a toujours alimenté
les terres opposées, et a paru accorder sa prédilection
au champ des CONTRAIRES qu'il enrichissait du crément
des convictions les plus apparentes.

. . . . Mais un mouvement se fit un jour dans
le lit du fleuve, et les vagues portèrent leur crément
sur le rivage opposé ; et, peu à peu, le champ des
SEMBLABLES s'étendit et profita de cette riche alluvion.
En ce jour-là, Hahnemann était en possession de
cette partie du domaine médical, et, en mourant, il
l'a léguée à ses disciples ses successeurs, et, depuis,
l'alluvion s'étend toujours.

Je veux rester encore un instant sur le terrain de
cette métaphore, et je dis : D'après les articles 556
et 557 du code civil, avons-nous le droit d'être et de
rester en possession de cette partie du domaine médical ?

Que l'on nous demande de quel droit nous sommes
sur ce champ, et nous demanderons à nos adversaires
de quel droit ils sont sur le champ opposé. Nous y
sommes par droit de convictions, par les droits de
la foi, et ce titre vaut bien celui en vertu duquel ils
se sont déclarés les maîtres de l'autre partie du domaine. Nous y sommes, et nous voulons en rester
aussi les maîtres, et nous voulons jouir de notre
champ, et des droits de l'alluvion qui l'enrichit tous
les jours.

Il n'est plus possible de le nier : Nous sommes *quelque chose*, nous occupons une certaine partie du domaine médical. Cette partie est encore petite, c'est vrai, mais l'alluvion l'agrandira. Pourquoi donc, sur ce terrain, n'aurions-nous pas le droit de régner en paisible colonie? Pourquoi n'aurions-nous pas le droit d'y planter , d'y cultiver, d'y féconder nos doctrines et notre foi? Pourquoi n'aurions-nous pas le droit d'y bâtir notre temple, et d'y exercer notre culte, c'est-à-dire notre libre enseignement? Que demandons-nous? Que nous faut-il? Une autorisation spéciale et officielle, rien de plus si l'on veut. Nous consentons à ne pratiquer aucune saignée à la caisse de l'État. Qu'on reconnaisse nos droits , et nous fournirons les matériaux de notre temple, nous payerons les frais de construction , et nous pourvoirons à l'entretien de son culte.

Déchirons maintenant les voiles de la métaphore, et livrons ses lambeaux au souffle de la réalité. Voici ce qui se passe dans le domaine médical ; il faut que tout le monde le sache, les clients comme les médecins, les élèves comme les professeurs.

Croyez-vous que tous les médecins qui médisent de l'Homœopathie, parlent en pleine connaissance de cause? Détrompez-vous. Croyez-vous que tous ces médecins aient examiné notre doctrine sérieusement, depuis l'alpha jusqu'à l'oméga? Détrompez-vous. Croyez-vous que tous ces médecins aient en leurs systèmes, en leurs théories, une foi bien robuste, une foi dévouée jusqu'au martyre? Détrompez-vous. Voici quelques lignes d'un philosophe moderne écrites pour une autre thèse, mais qui peuvent parfaitement plaider en faveur de la nôtre : « Après tout, qu'importe » à ces savants la chute prochaine de leur science ! » croit-on qu'ils en soient sincèrement les apôtres? » Loin de là, ils en connaissent, mieux que d'autres, » les ridicules ; et quoiqu'ils soient engagés par état à » la soutenir, elle leur est secrètement odieuse, par la » flétrissure dont l'expérience vient de la frapper ; elle » est pour eux un fardeau plus pesant que n'est » l'Atlas sur les épaules d'Hercule ; ils n'aspirent qu'à » déserter décemment les drapeaux de cette vieille » sirène...»

Tous les jours, en effet, quelques médecins désertent le camp des vieilles doctrines pour s'enrôler sous les drapeaux de l'Homœopathie. Or, avant leur conversion, ces médecins jouissaient de l'estime de leurs confrères, et leur cerveau était considéré comme parfaitement équilibré, surtout s'ils avaient la manie de lancer des traits bien acérés contre l'Homœopathie. D'où vient donc que, par leur transition d'une idée à une autre, d'une doctrine à une autre, ils sont accusés de folie, et condamnés aux douches de la plus furieuse critique? Et vous appelez notre siècle, le siècle du libre examen !

Tous les jours quelques médecins se convertissent à l'Homœopathie, et cependant le nombre des Homœopathes ne paraît pas grandir en proportion des conversions. D'où vient cela ? C'est qu'ils n'ont pas tous la force de renier leurs erreurs et d'embrasser ouvertement la vérité.

Il en est qui, après de longues et sérieuses méditations, s'engagent de bonne foi dans des discussions pacifiques, interrogent les faits et l'expérience, cherchent la lumière par tous les moyens possibles, et finissent par sortir du dédale ténébreux du vieux Galénisme. Ceux-là, presque toujours, ont été les ennemis les plus violents de notre doctrine; aussi, presque toujours ils arrivent à en être les meilleurs disciples, et apportent à notre terrain d'alluvion la foi la plus fertile. D'autres agissent dans l'ombre. Ils pratiquent souvent l'Homœopathie, mais ne veulent pas qu'on les appelle Homœopathes. S'ils étaient surpris un globule dans la main, ils le jetteraient sous les pieds en rougissant, et si *quelque servante* les interrogeaient sur la doctrine de Hahnemann, ils renieraient le maître avant que le coq eût chanté trois fois. Ceux-là sont plus capables de mal que de bien, et par leurs opinions vacillantes, ils laisseraient plutôt tomber l'édifice que de le soutenir. Ils sont, en un mot, tout-à-fait semblables à ces courants sous-marins qui engendrent plutôt le désordre que la moindre alluvion.

D'autres, enfin, semblent avoir un pied dans chaque terrain, ou, pour mieux dire, voyagent d'un rivage à l'autre, se laissant conduire par les vagues capricieuses des circonstances. Les Allopathes les comptent dans leur nombre ; ils y figurent encore en effet, mais comme des zéros. Les Homœopathes ne les connaissent pas, et si dans quelque conversation secrète et confidentielle, ils obtiennent les aveux les plus explicites, ils sont étonnés de trouver en eux de nouveaux disciples. Ceux-là sont semblables à ces feuilles mystérieuses qui, par des courants inconnus, passent du Pont-Euxin dans la mer Caspienne.

Si quelqu'un voulait se donner la peine de lire les ouvrages et les journaux des médecins, d'interroger leurs convictions particulières, et d'examiner leurs formules ou leurs manœuvres au lit des malades, que de documents contradictoires ne pourrait-il pas recueillir ! Si demain on déclarait la liberté de l'enseignement, la liberté des cultes dans le domaine médical, quelle révolution vous verriez éclater en faveur de l'Homœopathie ! Que le gouvernement nous donne demain nos chaires et nos facultés, et vous verrez, Messieurs nos ennemis, ce qui arrivera. Le jour où l'Homœopathie entrera dans le domaine de ses droits, le jour où chaque médecin pourra se dire ouvertement Homœopathe, sans crainte d'être appelé charlatan, le jour où disparaîtra le respect humain qui en enchaîne un si grand nombre au rocher du vieux Galénisme, le jour où l'hermine officielle ornera la robe de nos professeurs, ce jour-là vous compterez vos confrères, vous essayerez de faire le dénombrement de vos clients et de vos adeptes, et vous verrez que de nombreux mécomptes ! Ce jour-là vous battrez la retraite dans votre camp, et vous verrez que de nombreux déserteurs manqueront à l'appel !

En attendant, bâtissez vos digues, et employez toute la science de vos ingénieurs, afin que le fleuve de la tradition ne change pas son lit ; car, vous le voyez, chaque jour les vagues apportent une langue de terre à notre terrain d'alluvion, et chaque jour ce terrain s'étend et se développe, comme la toile du tisserand s'étend et se développe à chaque coup de navette. Ecoutez les bruits de vos démolitions. Chaque jour quelques blocs se détachent de votre rivage pour venir augmenter notre terrain. Les flots du progrès nous favorisent, et bientôt, dans le domaine médical, nous pourrons proclamer nos droits d'alluvion.

XIV

LES DROITS DES CLIENTS.

~~~~~~~~~~

</div>

Nous avons vu que la garantie des droits de l'homme nécessitait une *force*, et que cette force était instituée pour l'avantage de TOUS. J'ai dit que cette force dans le domaine médical et au point de vue philosophique, résidait radicalement dans l'enseignement officiel. Je vais développer maintenant cette maxime que personne ne contestera : SALUS POPULI SUPREMA LEX, la loi suprême est la santé du peuple. Et ici, il faut entendre par peuple, tous les hommes, savants ou ignorants, riches ou pauvres, grands ou petits. Que les assemblées officielles fabriquent des lois, elles n'en fabriqueront jamais d'aussi sacrées, d'aussi solennelles que celles qui intéressent la santé de tous les citoyens, parce que chacun, plus ou moins, est amoureux de la vie, parce que chacun, plus ou moins, *tient à sa guenille.*
~~~~~~~~~~

Il ne s'agit pas ici de telle ou telle partie du domaine médical, il s'agit du fleuve général de la clientèle, sur lequel chaque médecin conduit sa barque comme il veut.... ou comme il peut. Or, je divise les clients en deux catégories malheureusement trop distinctes, ceux qui paient, et ceux qui ne paient pas.

La loi actuelle qui établit et règle les honoraires des médecins, est-elle conforme à nos progrès sociaux?

Ferait-on bien ou mal de limiter le nombre des médecins, comme celui des notaires, par exemple? L'Etat ferait-il bien ou mal de donner aux médecins une rétribution fixe, comme à plusieurs classes nombreuses de ses *créatures*? Ou bien chaque médecin devrait-il être payé par le gouvernement en raison de son travail? Ou bien enfin, chaque médecin devrait-il participer aux finances de ses clients non en raison de leurs maladies, mais en raison de leur santé, ou de leur *luxe interne*, expression qu'un philosophe célèbre a fait synonyme de santé? — A l'égard de toutes ces questions, comportons-nous comme si elles ne nous regardaient pas, et acceptons franchement le *statu quo*.

Quoi qu'il en soit, ce qu'il y a de vrai et de positif, c'est que les clients, outre leurs contributions, sont obligés de payer leur médecin, — je parle de ceux qui paient. — Ils paient leur médecin, direz-vous, comme ils paient leur pharmacien, leur notaire et leur avoué, qu'y a-t-il d'étonnant?

Soit. Mais si chaque citoyen, avec sa bourse à la main, a le droit d'exiger de bonnes drogues, de bons

conseils et de bons contrats, pourquoi n'aurait-il
pas le droit d'exiger, de la part de son médecin, de
bonnes formules et de bonnes consultations?

Or, quelles sont, pour un client, les meilleures
formules et les meilleures consultations? Ce sont
celles, évidemment, les plus conformes à ses convictions. Qu'un étranger, arrivant dans une ville, demande
au premier venu quel est le meilleur médecin de
cette ville, celui-ci lui répondra : « C'est le mien. »
Chaque médecin, en effet, est le meilleur pour quiconque lui accorde sa confiance. Or, chaque client
a le droit d'exiger du médecin à qui il a donné sa
confiance, l'instruction médicale relativement la plus
parfaite, et de plus il a le droit que les soins qu'il
recevra de son médecin soient conformes à ses convictions personnelles. Je ne parle pas de la santé ou
du soulagement que le client a le droit de demander
au médecin en échange d'un peu d'or, je veux appeler
seulement toute l'attention des citoyens sur les rapports qui doivent exister entre leurs convictions et
l'instruction des médecins.

Que le médecin ait travaillé dans les écoles, selon
la mesure ordinaire du possible; qu'il ait cherché à
se former le bagage scientifique le plus riche possible;
qu'il soit arrivé dans la clientèle, dans les meilleures
conditions morales, et qu'en quittant son malade,
il puisse se rendre la satisfaction d'avoir représenté,
dans sa consultation, l'état actuel de la science, toutes ces considérations ne peuvent entrer dans le

commerce des discussions publiques ; elles ne doivent
se réveiller que dans les plis de la conscience, cela est
vrai ; mais il est vrai aussi que si quelqu'un avait le
droit d'écouter le monologue de cette conscience, ce
serait le client.

Or, comment le Médecin pourra-t-il se conformer
aux opinions particulières de son client, comment
pourra-t-il acquérir la plus grande somme de connaissances possible, s'il n'y a pas d'enseignement ? Où
pourra-t-il puiser ses convictions, si la source lui
manque, et comment pourra-t-il féconder ses convictions par les lumières de l'enseignement, si ces
lumières n'ont pas de foyer ?

Mais, dira-t-on, chaque Médecin qui, au sortir
des Facultés, veut connaître et pratiquer l'Homœopathie, est libre et peut l'apprendre par lui-même, il y
a des livres pour cela. — Très-bien, mais voudriez-
vous d'un pharmacien qui n'aurait jamais eu de
maîtres ? Voudriez-vous d'un avocat qui n'aurait jamais
mis les pieds dans une école de droit ?

Les gens du monde et même certains Médecins,
peuvent se persuader qu'en sachant la Médecine
ordinaire, il est facile de puiser les connaissances
d'une nouvelle doctrine dans des traités spéciaux. Ces
personnes ignorent que sous presque tous les rapports,
surtout sous le rapport pratique, il existe autant de
différence entre l'Allopathie et l'Homœopathie, qu'entre l'Evangile et le Koran. Cependant, je le veux, je
veux qu'il soit possible, qu'il soit facile même à un

Médecin, d'apprendre par lui-même l'Homœopathie dans les livres, il n'en est pas moins vrai que les premiers essais, les premières expérimentations, les premiers tâtonnements se font aux dépens de la santé et de la bourse des citoyens. C'est une grave imprudence, une grave injustice, il faut oser le dire, imprudence et injustice que ne commettrait aucun Médecin, s'il y avait un enseignement homœopathique officiel. Donc il faut établir cet enseignement officiel.

Il est possible que vous connaissiez des arguments solides, sacrés, absolus; mais plus solides, plus sacrés, plus absolus que celui-là, je vous en défie, SALUS POPULI SUPREMA LEX ! Car, la loi suprême est la santé du peuple.

La garantie des droits de l'homme exige que les avantages soient institués pour TOUS. Or, dans le domaine médical tous les citoyens sont égaux, parce que devant le tribunal de la maladie tous les hommes sont égaux. Ici il n'y a ni riches ni pauvres, et les droits du pauvre sont absolus comme les droits du riche, parce que le domaine médical ne s'étend pour personne au-delà des limites du cimetière.

Les clients qui ne peuvent pas payer le Médecin ont donc, vis-à-vis de la science et de la charité, les mêmes droits que les riches qui peuvent le payer. Je sais fort bien que le pauvre devrait toujours payer au moins le tribut de la reconnaissance ; il est malheureusement reconnu au contraire que les pauvres sont les plus ingrats, et très-souvent, pour les servir, le Médecin a besoin de se rappeler le précepte de l'Evangile et les articles de son serment. Il faut les plaindre et mesurer strictement nos devoirs sur leurs droits.

Les pauvres doivent être considérés, ou dans la clientèle civile, ou dans les hôpitaux. Qu'ils soient couchés sur la paille de leur mansarde ou sur le lit de l'hospice, ils ont les droits des riches vis-à-vis du Médecin. Les pauvres ont besoin, même plus que les riches, d'avoir un Médecin instruit, parce qu'ils n'ont pas le temps d'être malades. La mort apporte la misère dans la chaumière ; mais dans la maison du riche, si le père de famille part, la fortune reste.

Le pauvre qui fait appeler le Médecin dans sa mansarde a donc le droit d'exiger, comme le riche — plus que le riche, — que ce Médecin possède la plus grande somme d'instruction possible, et lorsque la misère le force à frapper à la porte de l'hôpital, il a le droit d'être traité selon ses convictions.

Car, il ne faut pas ici tomber dans une ridicule exagération. Le pauvre n'est pas dépourvu d'intelligence, et souvent c'est sous la bure que va se nicher le gros bon sens. Croyez-vous que le peuple ne sache pas apprécier les bienfaits de l'Homœopathie ? Croyez-vous qu'il ne sache pas établir le parallèle entre les vieilles tortures et les moyens si doux de la nouvelle doctrine ?—J'ai remarqué, au contraire, que l'Homœopathie était en général très-aimée des ouvriers.

Or, dans la clientèle civile, le pauvre peut se procurer un Médecin homœopathe qui le traitera selon ses convictions, mais si ce pauvre est enfermé dans un hôpital, il perd ses droits, parce que l'administration ne permettra pas à la doctrine qu'il aime, de franchir la porte de l'hospice. Voilà l'injustice la plus grave : et il ne faut pas se le dissimuler, il en sera ainsi tant que les droits de l'Homœopathie ne seront pas reconnus, tant qu'elle n'aura pas son enseignement officiel. Le jour où l'Homœopathie aura ses chaires, les hôpitaux auront aussi des Médecins homœopathes.

Il faut donc que cet enseignement soit établi, afin de donner au riche dans la clientèle, et au pauvre dans les hospices, *la garantie de leurs droits.* Ces droits sont sacrés et absolus, car la loi suprême est la santé du peuple, SALUS POPULI SUPREMA LEX !

XV

LES DROITS DES ÉTUDIANTS.

L'enseignement est la souche des opinions. Telle souche, tel vin ; tel enseignement, telles opinions. Voulez-vous avoir du bon vin ? soignez la souche ; voulez-vous avoir de bonnes opinions ? soignez l'enseignement. Les jeunes intelligences se rattachent à la chaire du professeur comme autant de ceps destinés à recevoir la sève des opinions futures. Telle sève, tel fruit. Le fruit sera bon si la sève est bonne. Mais malheur à l'intelligence qui boira la sève empoisonnée d'un faux enseignement ; ses opinions futures seront aussi empoisonnées. Hélas ! il faut bien le reconnaître et le constater. Aujourd'hui, le vignoble médical est atteint de l'oïdium le plus fatal, que l'on appelle en langage académique, LE MATÉRIALISME. Matérialisme en physiologie, matérialisme en pathologie, matérialisme en thérapeutique, presque dans toute l'étendue de notre domaine, ses racines profondes ont étouffé le germe des anciennes traditions. Que dirait Hippocrate, grand Dieu ! s'il entendait un jour l'enseignement de l'école de Paris ? Et si, pour trouver quelques consolations, le Père de la Médecine allait interroger les principes de Montpellier, que dirait-il encore en voyant la thérapeutique de cette école si peu en harmonie avec ses théories vitalistes ?

Tel enseignement, telles opinions. Et ce n'est jamais la faute des jeunes intelligences si, plus tard, ces opinions sont absurdes et erronées. Rappelez-vous les impressions que vous avez reçues du premier enseignement. Enfant, vous vous êtes assis au banquet de la première instruction, et votre intelligence naïve a bu tout tranquillement les opinions de votre maître, et vos lèvres se rappellent encore la liqueur de la première coupe.

Plus grands, plus développés et munis de leur titre de bachelier, les étudiants ne sont pas plus responsables des opinions qu'ils vont puiser à la source d'un enseignement officiel. Quelles qu'elles soient, ils les boiront avec la naïveté de l'enfance, car devant son professeur, le disciple, malgré ses dix-huit ou vingt ans, n'est encore qu'un enfant. Son intelligence se laissera façonner comme un morceau de cire facile, et gardera, peut-être toujours, la première empreinte et la première forme. Voyez, par exemple, la génération

médicale qu'ont haranguée successivement Cabanis ,
Broussais et Bérard ! Aussi, quelle terrible responsabilité embrasse un professeur chaque fois qu'il monte
dans sa chaire ! Ceux qui dirigent les intelligences ,
comme ceux qui dirigent les consciences, ne devraient
pas toujours dormir tranquilles !

Je vais mettre les étudiants en face de l'enseignement officiel, et je considèrerai les droits de leur
argent , les droits de leur temps et les droits de leur
raison. Cette thèse sera soumise aux trois considérations suivantes : ou ces étudiants sont déjà convertis à
l'Homœopathie, ou ils s'y convertiront plus tard , ou
ils ne s'y convertiront jamais.

Je vais parler d'abord, et d'une manière spéciale ,
de ceux qui ont déjà des opinions favorables à notre
doctrine, en termes plus explicites, de ceux qui
n'entreraient jamais dans une des Écoles actuelles, si
l'Homœopathie avait son enseignement officiel.

Lorsque le jeune étudiant arrive dans une Faculté
pour faire son cours de Médecine, il est encore mineur
et sous la tutelle de son père ; de sorte que ce père a,
ou du moins devrait avoir le droit direct et absolu de
dépenser son argent selon ses convictions particulières, et selon les convictions de son fils. Or , si ses
convictions et celles de son fils sont pour l'Homœopathie, est-il juste, devant la saine logique, qu'il dépense
son argent pour faire entrer dans le cerveau de son
fils des opinions qu'il répudie, lui d'abord, et que son
fils se propose de répudier plus tard ?

Et cet argument n'est ni aussi maigre ni aussi futile qu'il pourrait en avoir l'air. Le droit de dépenser son argent selon ses convictions est un droit sacré pour chaque citoyen. L'étudiant paie ses inscriptions , ses examens et une foule d'autres petits droits. — Toutes ces dépenses , direz-vous , il serait obligé de les faire dans une école homœopathique. — C'est vrai , mais il est encore plus vrai que son argent lui servirait à payer un enseignement qu'il préfère, et non à acheter des opinions qu'il doit laisser à la porte de l'école, le jour de son entrée dans la clientèle.

Parmi les différentes branches qui composent l'enseignement médical, il n'y en a qu'une qui soit fixe , invariable, dans toutes les écoles : c'est l'anatomie. L'homme est partout le même , et les pièces de son corps sont partout les mêmes sous la pointe et le tranchant de tous les scalpels. Telle est la seule voie des études médicales que l'étudiant doit parcourir , quelles que soient ses convictions. Tel est le seul travail auquel aient à se livrer les jeunes disciples, sans crainte de regretter un jour d'avoir perdu leur temps. Mais avec quels regrets l'étudiant homœopathe ne doit-il pas entrer dans les autres sentiers par lesquels il est forcé de passer pour arriver au diplome ! Que de temps perdu à apprendre des choses vaines , futiles , fausses, absurdes, inutiles , nuisibles même quelquefois ! Qui n'a pas déploré, dans le cours de ses études, le temps consacré à acquérir certaines connaissances inutiles , et qu'on se fait un plaisir d'oublier un jour !

Très-certainement toutes ces connaissances ont leur utilité relative, en ce sens qu'elles doivent compléter le système d'instruction de tout homme qui veut entrer dans une carrière libérale ; mais il n'en est pas moins vrai que nous avons tous appris certaines choses pour obéir aux exigences de certains examens, et que nous aurions complètement négligées, si nous avions été libres de suivre le penchant de nos attractions. Il peut être très-bon, sans doute, très-utile pour un homme instruit de savoir, par exemple, la géométrie, mais à quoi peut servir à un médecin de pouvoir démontrer que les trois angles d'un triangle valent deux droits, ou que la pyramide est le tiers d'un prisme de même base et de même hauteur ?

Il en est de même pour un étudiant qui, devant pratiquer l'Homœopathie, est forcé de passer par la filière d'un enseignement allopathique. Il apprend des choses qu'il réprouve et qu'il doit complètement rejeter un jour. On le force donc à perdre son temps , temps précieux qu'il aurait consacré à apprendre la science qu'il aime, et les principes qui doivent le guider bientôt. Il peut être utile, sans doute, à tout Médecin de connaître certaines choses, ne fût-ce que pour enrichir les casiers de son érudition ; mais à quoi peut servir à un Homœopathe de savoir emprisonner dans une pilule ou une potion plusieurs drogues à la fois, de savoir confectionner un vésicatoire, un cautère ou un séton , de savoir à quelle famille botanique appartient tel ou tel purgatif, ou à quelle famille zoologique appartient la sangsue ? Grandes frivolités ! grandes inutilités inventées pour faire perdre le temps; et ceux qui, dans leur chaire officielle, sont payés pour les préconiser, devraient au contraire être traités comme ce jongleur habile que réprimanda, avec une juste indignation, l'ancien conquérant de l'Asie.

Je suis obligé de semer d'une main avare quelques idées et quelques principes dans le champ trop vaste de toutes ces discussions ; mais je suis obligé surtout de me renfermer dans la plus simple analyse, en indiquant les droits de la raison.

De jour en jour, le jeune étudiant s'éloigne du devoir de la tutelle, et il arrive, enfin, un moment où son intelligence entre dans la voie de plus hauts principes, et où sa raison entre dans le domaine des droits de l'homme. A cette époque, il a acquis le droit de comprendre, juger, vouloir. Comprendre les erreurs dont il est obligé de parcourir le cercle, juger les faux principes qu'on impose à son intellect, vouloir entrer dans le sanctuaire de la vérité, sur le seuil duquel l'enchaîne un pouvoir injuste et despotique. Comment peut-il ouvrir son intelligence aux leçons de ces professeurs qui font passer, dans leur lanterne magique, les vieilles ombres d'une absurde physiologie, les fantômes des classifications nosologiques, les spectres des théories thérapeutiques ? Ici, c'est l'organicisme prêtant main-forte au rationalisme ; là, c'est l'alliance impure et adultère du vitalisme théorique avec le matérialisme pratique ; partout les contradictions les plus scandaleuses.

Et tout cela ne serait rien encore, si au bout de ces cours il n'y avait pas à passer par la filière des examens. Ici, le malheureux étudiant est forcé de se rendre coupable des mensonges les plus humiliants. Pour arriver aux droits du diplome, il est forcé de subir une foule de devoirs tyranniques. Dans ces divers examens, il sera obligé de répondre selon le sens de l'École, selon les opinions de ses examinateurs, sous peine d'être déclaré inadmissible. Il sera obligé de mentir à ses convictions et à sa conscience, sous peine de n'être jamais jugé digne de recevoir l'eau du baptême doctoral. Quelle étrange, quelle despotique humiliation !

J'en ai dit assez pour faire comprendre ma pensée. Supposons maintenant que le nouveau Docteur veuille se convertir à l'Homœopathie et abandonner la fausse doctrine qu'il a étudiée en conscience pendant plusieurs années ; c'est le cas de presque tous les Médecins homœopathes. Qui de nous n'a déploré avec amertume le temps employé à apprendre tant d'erreurs, tant de théories fantastiques ! Qui de nous n'a protesté avec un légitime orgueil contre les humiliations qu'on a fait subir à sa raison !

Mais ceux-là ne sont pas les plus malheureux. Ils sont encore bien plus à plaindre, ceux qui ne se convertissent jamais ; ceux qui, par le défaut d'un enseignement exclusif et spécial, restent toujours dans les limbes de théories absurdes, et ferment leurs yeux obstinés à la lumière de la vérité la plus éclatante !

9

Enfin, ils sont encore bien plus à plaindre ceux qui, entrés dans une école de Médecine avec des convictions hahnemanniennes, perdent ces convictions au milieu d'un faux enseignement, et sortent ensuite les Judas de la doctrine qu'ils avaient d'abord embrassée. Quand je dis ceci, c'est que malheureusement je connais quelques jeunes Médecins qui sont dans ce cas. Et ne puisez pas dans cette assertion un faux argument en faveur de l'enseignement officiel. Ceci est l'histoire de tant de jeunes gens qui, grandis sous l'aile maternelle et à l'ombre de la vertu, plongent sans retour dans le vice, en arrivant dans l'atmosphère impure d'un fatal enseignement.

Que notre doctrine ait donc ses chaires spéciales et officielles, c'est le droit des pères de famille, c'est le droit de leurs fils qui veulent vivre en hommes spiritualistes et chrétiens.

XVI

LES DROITS DU BAPTÊME.

Voici encore une injustice brûlante. Injustice qui allume mon indignation toutes les fois qu'elle me traverse le cœur.

Que les Allopathes aient le monopole officiel de l'enseignement médical, que leur Académie orgueilleuse ait le pouvoir exclusif d'accorder le diplome doctoral, et que sa juridiction omnipotente s'exerce sur des convictions conformes à ses doctrines, je le comprends. Mais que cette juridiction enlace dans ses droits despotiques des convictions qui lui sont contraires et antagonistes, c'est ce que je ne comprendrai jamais. Recueillez-vous un instant dans le silence de la logique la plus pure, et représentez-vous que l'Académie chasse de son temple, à coups de verges, les apôtres de l'Homœopathie, après les avoir forcés de courber leur front sous le baptême de son enseignement, et dites-moi si vous êtes capable de me citer un paradoxe plus incandescent ?

Je vous entends ; vous nous traitez aussitôt de renégats, et vous assurez que nous ne sommes exclus de votre temple, qu'en vertu de notre schisme volontaire. — N'allez pas plus loin, s'il vous plaît, et avant de nous déclarer schismatiques, veuillez nous prouver qu'en sortant de votre temple, nous sommes sortis de la tradition médicale ; veuillez nous prouver comment hors de vos Facultés *il n'y a point de salut ;* veuillez nous prouver, enfin, votre autorité et votre droit d'imposer vos opinions à toutes les intelligences. J'admets parfaitement l'autorité dans le domaine des dogmes religieux, et dans ce domaine, la plus folle divagation est de déclarer le droit des convictions particulières. Mais ici nous sommes dans le domaine médical, dans le domaine purement scientifique, c'est-à-dire dans le domaine où doit germer avant tout la liberté de la pensée ; dans le domaine, en un mot, où doit fleurir aussi vivace que tous les autres, l'article 11 *des Droits de l'homme*, ainsi formulé : *La libre communication des pensées et des opinions est un des droits les plus précieux de l'homme.*

Cette objection réfutée une fois pour toutes, je reprends mon argumentation, et je dis :

Avant l'apparition de notre doctrine à l'horizon médical, que vous eussiez un seul temple et un seul baptême, je le concède ; mais depuis que

Hahnemann est venu prendre et renouer les fils de la tradition, depuis qu'il est venu apporter la vérité médicale sur la terre, depuis qu'en vertu de la liberté sacrée des convictions, plusieurs disciples ont hérité de ses principes, et se sont groupés pour former un corps unique de doctrine, n'avons-nous pas le droit absolu d'ériger notre temple spécial, et de recevoir le baptême de nos grands-prêtres que nous reconnaissons comme les seuls ministres de la vérité?

Encore une fois, nous n'avons pas la prétention de vous imposer notre enseignement, mais nous voulons nous affranchir du vôtre. Car, enfin, à quelle source traditionnelle puisez-vous le droit d'avoir le monopole de l'enseignement et d'étouffer toute doctrine naissante? Où puisez-vous le droit de donner une mission et des pouvoirs aux nouveaux docteurs, surtout à ceux qui ne croient pas en vous, et de leur dire comme autrefois Jésus à Pierre : *Tout ce que vous lierez sur la terre sera lié dans les cieux, et tout ce que vous délierez sur la terre sera délié dans les cieux...?*

Je regrette que mon profond respect pour la *sainte Parole* me défende de faire l'application de cette mission sacrée à la mission doctorale. Tous les pouvoirs contenus dans le *dono tibi et concedo...* de Molière, ont failli échapper à ma franchise ; mais, pour le moment, contentons-nous de la transparence de l'allusion.

Qui vous a donc accordé le droit de nous donner cette *puissance? — Virtutem et puissanciam? —* Or, de cette puissance, nous n'en voulons pas.

Jésus dit encore un jour à ses disciples : *Allez vous-en par tout le monde, et préchez l'évangile à toute créature humaine.*

Celui qui croira et sera baptisé, sera sauvé, mais celui qui ne croira point sera condamné.

Et voilà les miracles qui accompagneront ceux qui auront cru !..... Ils imposeront les mains aux malades et les malades seront guéris.

Voilà à-peu-près les droits trop étendus, trop sacrés que vous voudriez nous accorder , à nous qui avons cru quelque temps vos doctrines, et qui avons été baptisés dans vos Facultés. A nous qui ne croyons plus les aberrations de vos systèmes, et que vous voulez pour cela condamner à la géhenne ; à nous qui, en sortant du sein de votre enseignement, forts de notre mission , et munis de la foi qui transporte les montagnes, n'avons jamais pu accomplir le plus petit miracle. A nous, enfin , qui , riches de vos brillantes formules et de tous vos moyens révulsifs et dérivatifs, avons imposé les mains aux malades, et les malades n'ont pas été guéris.

Et du reste, vous le savez aussi bien que nous, vous qui débitez dans vos chaires vos pompeuses doctrines, et n'y croyez point ; vous qui maniez vos habiles systèmes, et n'y croyez point ; vous qui tous les jours, imposez les mains aux malades et ne les guérissez point. C'est pourquoi votre baptême nous le renions, votre condamnation nous la méprisons.

C'est pourquoi nous sommes sortis de vos temples en secouant la poussière de nos pieds.

Enfin, votre enseignement , semblable au livre de l'Apocalypse, *nos lèvres l'ont trouvé doux comme du miel, et notre estomac en a été rempli d'amertume* ; mais comme lui, il ne nous a pas rendu capables de *prophétiser devant les nations* ; c'est-à-dire que tous vos beaux principes ne nous ont donné aucun pouvoir sur les souffrances des peuples, et c'est pourquoi ce livre, nous le renions , et le rejetons loin de nous comme un livre de mensonge.

Nous voulons donc notre enseignement spécial. Nous voulons notre temple spécial. Nous voulons notre baptême spécial.

XVII

LES DROITS DU SERMENT.

« En présence des maîtres de cette Ecole, de mes
» chers condisciples et devant l'effigie d'Hippocrate,
» je promets et je jure, au nom de l'Etre-Suprême,
» d'être fidèle aux lois de l'honneur et de la probité
» dans l'exercice de la Médecine. Je donnerai mes
» soins gratuits à l'indigent, et n'exigerai jamais un
» salaire au-dessus de mon travail. Admis dans l'inté-
» rieur des maisons, mes yeux ne verront pas ce qui
» s'y passe ; ma langue taira les secrets qui me seront
» confiés, et mon état ne servira pas à corrompre les
» mœurs, ni à favoriser le crime. Respectueux et re-
» connaissant envers mes maîtres, je rendrai à leurs
» enfants l'instruction que j'ai reçue de leurs pères.

» Que les hommes m'accordent leur estime si je suis
» fidèle à mes promesses ! Que je sois couvert d'oppro-
» bre et méprisé de mes confrères si j'y manque. »

Tel est le serment que nous avons tous prononcé
le jour où nous avons été reçus Docteurs. — A ce serment avons-nous été toujours fidèles, et sur tous les
articles ?... A cette question, la réponse la plus prudente
est..... une suite de points....

Les articles de ce serment peuvent se rapporter à
trois codes bien distincts; code moral, code pénal et
code scientifique. Comme déductions exactes, il s'en-
suit que, parmi ces articles, les premiers sont fixes
et immuables comme la morale, les seconds, mobiles
par exception comme les lois humaines, et les troisiè-
mes variables comme les oscillations du libre arbitre.

Je tiens à rappeler ici la distinction des devoirs en
positifs et négatifs, et la corrélation entre les devoirs
et les droits; tout cela existe dans ce serment.

Tant qu'il y aura des médecins dans le monde, ils
respecteront les droits négatifs de ces articles ; si le
tribunal de la conscience ne suffit pas, ils redouteront
toujours le tribunal de l'opinion publique, et surtout
le tribunal civil. Tant qu'il y aura des médecins, ils
seront, en général, *fidèles aux lois de l'honneur et de
la probité dans l'exercice* de leur état. Tant qu'il y
aura des médecins, ils donneront *leurs soins gratuits*
aux indigents, et dans les villes où ils sont en grand
nombre, ils sont tous au service des indigents ; et
il arrive alors , comme conséquence déplorable,

que plus le pauvre a de médecins à son service, et plus il est exigeant, inconstant et ingrat. Cela est et cela sera toujours. Quant à la question de ne jamais exiger un salaire au-dessus de son travail, le médecin n'a pas précisément pleine et entière liberté de transgresser cet article. Sous ce rapport, chaque citoyen sait assez bien exercer la police dans ses terres.

Le médecin en général sera très-discret dans l'intérieur des familles, s'il veut que la porte de la maison lui soit toujours ouverte. Il se gardera bien de jamais *favoriser le crime*, parce qu'il sait que l'Etat est assez riche pour lui faire une petite pension dans certaines maisons : et enfin *sa langue taira les secrets qui lui seront confiés,* parce qu'au besoin, son indiscrétion serait bâillonnée par l'article 378 du Code pénal.

Voilà les raisons purement humaines qui font que les deux premiers tiers de notre serment seront toujours respectés par les médecins. Qu'il nous soit permis cependant de constater et d'assurer que le corps médical se montre tous les jours digne de sa mission, et que chacun de ses membres, *pour être fidèle aux lois de l'honneur et de la probité dans l'exercice de son état,* n'obéit qu'aux devoirs sacrés de sa mission, et n'écoute que la voix de sa conscience.

Sous un autre point de vue, nous découvrons donc dans notre serment, deux sortes de devoirs, les uns du ressort de la conscience et les autres du ressort de la science. Voilà pourquoi nous jurons d'accomplir les premiers au nom de l'Etre suprême, et les seconds devant l'*effigie d'Hippocrate*. Ceux-ci sous l'autorité d'un homme, ceux-là, sous l'autorité de Dieu.

Je le redis : Homœopathes ou Allopathes, tous doivent accomplir les devoirs qui enchaînent leur conscience. A quelque doctrine qu'il appartienne et quelles que soient ses convictions systématiques, tout médecin doit obéir aux devoirs de son serment, lorsque ces devoirs, devant le tribunal de Dieu, ont leur écho direct dans les profondeurs de la conscience. Mais lorsque ces devoirs appartiennent purement au domaine de la science, et que c'est devant l'effigie d'un homme que nous avons juré de les accomplir, la question devient plus mobile et commence à tourner sur son pivot, selon le souffle des opinions humaines.

Poursuivons la dissection de ce serment, et voyons :

Qu'avons-nous juré devant l'effigie d'Hippocrate ? — Une seule chose : *D'être respectueux et reconnaissants envers nos maîtres, et de rendre à leurs enfants l'instruction que nous avons reçue de leurs pères.* — Très-bien !

Jurer devant l'effigie d'Hippocrate ! c'est-à-dire devant l'effigie d'un dieu dont vous avez déserté le temple, dont vous avez profané l'autel, dont vous avez souillé les doctrines ! Aussi, sa froide statue reste dans vos écoles comme une *lettre morte*, mais son esprit depuis longtemps ne vivifie plus votre enseignement, et si son ombre désolée vient errer quelquefois dans votre sanctuaire, c'est pour pleurer sur l'infidèle Babylone !

Jurer devant l'effigie d'Hippocrate ! Mais , c'est comme si un mahométant faisait un serment dans une mosquée , devant l'effigie du Christ , et la main sur l'Evangile !

Désarticulons maintenant ce dernier devoir, le seul positif , et examinons-le pièce à pièce : RESPECTUEUX et RECONNAISSANT *envers mes* MAÎTRES , *je* RENDRAI *à leurs enfants l'*INSTRUCTION *que j'ai reçue de leurs pères !*

RESPECTUEUX ! Très-certainement l'élève doit toujours le respect à son maître. Plus tard, dans quelque position qu'il se trouve , l'homme doit toujours vénérer celui ou ceux qui ont cultivé son esprit , et semé dans son intelligence le germe de l'instruction. Aussi, ce devoir de respect, nous saurons toujours le remplir. Toujours fidèles à nos principes, nous serons intolérants envers les fausses doctrines , mais très-tolérants envers les hommes qui les professent. Autrefois nos maîtres , aujourd'hui nos ennemis , nous les avons respectés et nous les respectons encore. Certes, ce n'est pas nous qui, dans le sanctuaire de la fraternité , allumerons le feu de la discorde ! Rappelons-nous donc tous que quiconque veut être respecté, doit d'abord respecter les autres.

RECONNAISSANT. Très-certainement encore, un homme doit être reconnaissant envers celui où ceux qui ont jeté dans le champ de son intelligence les semences de l'instruction. Mais si les semences étant mauvaises, n'ont produit que des fruits mauvais, que devient le devoir de la reconnaissance ? Ce devoir engendre alors le droit de se livrer aux regrets les plus amers.

Vous nous avez fait jurer, Messieurs nos anciens Professeurs, de vous être reconnaissants ! Reconnaissants, de quoi... ? De nous avoir appris une physiologie fausse, une pathologie sans fondements, une thérapeutique pleine de divagations ! D'avoir mis entre nos mains tous vos moyens de torture et tous vos leviers qui se brisent contre la moindre résistance ! De nous avoir égarés dans un labyrinthe dont nous avons eu hâte de sortir. D'avoir jeté sur notre intelligence le voile épais que nous avons déchiré et qui nous dérobait l'horizon du progrès médical. De nous avoir fait épouser une doctrine prostituée à tous les systèmes, et que nous répudions avec horreur !!!

Envers mes MAÎTRES ! C'est bien fâcheux pour votre légitime orgueil, vous n'êtes plus nos maîtres. Jamais un homme n'appellera son maître, un professeur qui n'a donné à ses études qu'une fausse direction ; jamais cet homme n'appellera son maître, celui qui, quoique de bonne foi peut-être, avait fait boire à son esprit des principes empoisonnés, contre lesquels il a été obligé de prendre des antidotes ; car jamais un homme n'appellera son libérateur celui qui, malgré sa bonne volonté, a laissé à l'héroïsme d'un autre plus adroit et plus dévoué, l'honneur de l'avoir délivré d'un danger mortel et inévitable.

Vous n'êtes plus nos maîtres , et nous n'en reconnaissons qu'un : Hahnemann , le père de la vraie doctrine médicale, et si, de nouveau, vous voulez devenir nos maîtres , devenez d'abord le disciple de celui-là !

Je rendrai à leurs enfants l'instruction que j'ai reçue de leurs pères.

Nous voici au vif de la question. Vous avez fait , dites-vous , le serment de rendre aux enfants l'instruction que vous avez reçue de leurs pères. Or , vous avez renié cette instruction , et alors que faites-vous de votre serment ?

— Très-bien ! je conviens que cet argument a tout le *facies* de la meilleure logique. Voyons donc !

En thèse générale, tout serment est-il obligatoire ?

Délimitons notre thèse , et disons d'abord que le serment qui est ici en discussion est un serment *promissoire*.

Or , quelles sont les conditions pour qu'un serment oblige ?

Comme un serment peut-être assimilé à un contrat ou quasi-contrat , nous dirons avec l'article 1108 du Code civil : Quatre conditions sont essentielles pour la validité d'une convention. Le consentement de la partie qui s'oblige; C. 1109. s; — sa capacité de contracter , C. 1123. s; — un objet certain qui forme la matière de l'engagement, C. 1126. s; — une cause licite dans l'obligation , C. 1131. s.

1° *Le consentement de la partie qui s'oblige*. Et d'abord, les étudiants qui , avant de prêter ce serment, avaient des convictions homœopathiques, et ne respiraient que par force l'air de l'enseignement officiel, ont-ils été libres de prononcer ou non cette formule ? Evidemment non, puisque c'est la condition indispensable pour obtenir le diplome ; donc leur consentement a été enchaîné.

Les Docteurs qui ont abandonné plus tard les doctrines officielles, ont-ils donné un consentement obligatoire et irrévocable ? Evidemment non encore ! Par la raison que s'ils avaient connu alors ce qu'ils ont connu plus tard, ils n'auraient pas voulu prêter ce serment, ou du moins ils ne l'auraient prêté que par contrainte officielle. L'article 1109 du Code civil dit : Il n'y a point de consentement valable, si le consentement n'a été donné que par erreur, ou s'il a été extorqué par violence ou surpris par dol. Saint Thomas dit aussi : « *Illud quod votum fiendum impediret, si » præsens esset, etiam voto facto, obligationem aufert.* » (Dist. 38, art. 3, quæst. 1). De pareilles autorités dispensent de tous commentaires.

2° *La capacité de contracter.* Concession pleine et entière.

3° *Un objet certain qui forme la matière de l'engagement.*

Montrez-nous ici l'objet certain qui a fait la matière de notre engagement. C'est, évidemment, l'instruction que nous avons reçue ; et cette instruction est la prétendue résultante de vos systèmes et de vos théories. Donc, pour que notre serment fût obligatoire, il faudrait que vos doctrines fussent *certaines*, *fixes*, *immuables !* Vous ne pourrez pas , je pense , contraindre notre libre arbitre par de pareilles assertions! Quel est aujourd'hui le Professeur, le Médecin quelconque, capable de rendre à ses enfants l'instruction qu'il a reçue? Pour *rendre* il faut encore avoir. Et depuis ce serment , que de vents ont soufflé sur ces systèmes ! Allez donc ramasser quelque doctrine dans ce tourbillon ! L'un , élevé dans le vitalisme, va exercer la Médecine matérialiste à Paris ; l'autre , élevé dans l'organicisme de Paris, le rejette avec hypocrisie pour aller concourir aux chaires de Montpellier. Presque tous , incrédules ou pyrrhoniens , se jettent dans l'éclectisme ; l'éclectisme ! reflet du libre examen, oreiller des libres penseurs , en termes logiques, négation de tous principes !

Montrez-nous donc, au milieu des vagues de cette mer si tumultueuse, *l'objet certain qui forme la matière de notre engagement !*

4° *Une cause licite dans l'obligation.* Cette cause ne peut être que l'obtention du diplome. Or, pour nous, cette cause émanera toujours ou de l'hypocrisie ou de la contrainte. L'art. 1131 du Code civil dit : l'obligation sans cause, ou sur une fausse cause, ou sur une cause illicite, ne peut avoir aucun effet.

Vous voyez donc bien que ce serment ne peut pas être obligatoire pour nous. Vous voyez donc bien que nous ne pouvons pas rendre une instruction que nous n'avons plus. Vous voyez donc bien que nous ne pouvons pas transmettre des opinions que nous avons rejetées et que nous avions le droit de rejeter.

Restez donc fidèles, Messieurs de l'Allopathie, restez fidèles à votre serment ; fidèles comme le berger de Virgile, comme Idoménée, comme Jephté, comme l'Israélite captif passant sa vie à faire des serments d'amour à sa chère Sion. Pour nous, nous faisons le serment... de renier toujours notre serment.

Mais non, nous faisons le serment de donner à nos enfants, — à vos enfants peut-être, — l'instruction que nous avons reçue de notre Maître. Nous faisons le serment de leur dévoiler vos erreurs et de les conduire au soleil de la vérité. Voilà pourquoi il nous faut notre enseignement, voilà pourquoi ce devoir engendre notre droit, voilà pourquoi il nous faut, pour recueillir le serment des jeunes disciples, notre temple, notre évangile, et à côté de l'effigie d'Hippocrate, l'effigie de HAHNEMANN.

XVIII

LES DROITS DU DIPLOME.

Pour le coup, si j'ai dit autrefois beaucoup de mal contre les Académies et contre les académiciens, je me vois obligé aujourd'hui de faire mon *meâ culpâ*.

Je viens d'ouvrir mon *diplome de docteur en médecine,* et qu'ai-je découvert, grand Dieu ! — *Vu le certificat d'aptitude au grade de docteur en médecine, accordé... par le doyen et les professeurs de la Faculté de médecine,* ACADÉMIE *de Montpellier... Vu l'approbation donnée à ce certificat par le recteur de ladite* ACADÉMIE.....

Voilà donc qui me prouve, comme deux et deux font quatre, que je tiens mon diplome d'une Académie ! Il n'y a pas moyen de me faire illusion. Pour ouvrir la porte de la clientèle, il a fallu qu'un académicien m'en donnât la clef, et si dans ce champ je glane quelques épis, c'est bel et bien parce que dame Académie de Montpellier a consenti à me vendre un rateau.

Et j'ai osé mal parler contre les Académies et contre les académiciens ! ingrat ! mais jusqu'à un certain point je suis pardonnable ; car je n'avais jamais fait attention à cela. Du reste, à tout péché miséricorde. J'ai la repentance, je fais mon amende honorable, et je ferai tout mon possible à l'avenir pour que mon serment ne soit pas comme celui de Boileau, lorsqu'il disait :

« J'ai fait mille serments de ne jamais écrire. »

Et maintenant que ma conscience est tranquille, voyons un peu ce que me donne cette Académie :

Donne, par ces présentes... le diplome de docteur en médecine, pour en jouir avec les DROITS *et* PRÉROGATIVES *qui y sont attachés par les lois et réglements, tant* DANS L'ORDRE CIVIL QUE DANS L'ORDRE DES FONCTIONS DE L'UNIVERSITÉ.

Suivent quelques signes hiéroglyphiques qui représentent, dit-on, les signatures du chancelier, du grand-maître, du secrétaire général du conseil de l'université et du recteur de l'Académie de Montpellier : le tout *délivré* par ledit recteur de ladite Académie.

Voilà, j'espère, qui est magnifique ! Et dire, pourtant, que ce parchemin a perdu toute sa valeur depuis que son *impétrant* est Homœopathe ! dire que ce diplome s'est métamorphosé en une misérable peau d'âne !

N'importe ! malgré tout cela, on dit que ce diplome est valable. Voyons donc quels sont nos droits et nos prérogatives — un peu de curiosité n'est pas toujours défendu. — Ces droits et prérogatives sont de deux sortes, les uns dans l'ordre civil, les autres dans l'ordre de l'Université.

Voyons les premiers.

D'abord ce diplome nous donne le droit de payer patente. Et n'est-ce donc rien que le droit d'aller porter, de temps en temps, notre morceau à la bouche du budget national ! Maintenant, que les professeurs de la Médecine officielle se nourrissent des miettes que laisse tomber le noble Gargantua, on prétend que ça ne nous regarde pas. Taisons-nous !

Notre second droit civil est celui de pouvoir exercer la Médecine sur toute l'étendue du territoire français, toujours, bien entendu, après avoir payé la susdite patente. Oui, nous avons en effet le droit d'exercer la Médecine, et ma foi, j'en suis fort surpris. Je ne comprends pas pourquoi, si on nous refuse nos chaires, on ne nous défend pas d'exercer l'Homœopathie. Cette mesure serait très-juste, très-logique ; et pour cela, il n'y a qu'un pas à faire, et s'il n'est pas encore fait, ce n'est pas la faute de MM. les

Allopathes. Avouez-le, chers confrères ; comme vous feriez ce jour-là un banquet solennel ! comme vous éclaireriez votre festin de la flamme de nos diplomes ! comme vous chanteriez gaîment notre *requiem æternam dona eis, Domine !*

Du reste, la chose a été déjà faite. Dans certains pays on a défendu aux Homœopathes l'exercice de la médecine, tour à tour parce qu'ils ne donnaient que des RIENS ou parce qu'ils donnaient des POISONS ! Tout cela est conforme à la grande bêtise humaine.

Mais tout cela passe, et nous avons le droit d'être médecins ! il faut en convenir, ce sera la honte du XIXᵉ siècle !

Voici, en troisième lieu, la plus riche de nos prérogatives, elle est contenue dans la dernière phrase du serment doctoral : *Que les hommes m'accordent leur estime si je suis fidèle à mes promesses ! Que je sois* COUVERT D'OPPROBRE ET MÉPRISÉ DE MES CONFRÈRES *si j'y manque.*

Voilà le nuage qui renferme dans son sein l'orage le plus complet. Pluie, vent, grêle, tonnerres, rien n'y manque. Et c'est justice ! car nous avons *manqué* à notre serment, et nos chers confrères n'ont pas *manqué* de nous couvrir d'opprobre. C'était leur droit. Qu'ils en usent donc. Qu'ils nous appellent de *pauvres illuminés, des ignorants abjects, de misérables charlatans,* nous le méritons. Qu'ils nous traitent comme les parias qui ne peuvent habiter l'intérieur des villes, ni se baigner dans les eaux du Gange, c'est leur droit. Que dans les plantations médicales et sous le soleil de leur république, eux soient les *blancs,* et nous les *nègres,* c'est leur droit.

L'Echo du Pacifique publiait, il y a quelque temps, sous ce titre : *Droits imprescriptibles de l'homme et de la femme,* quelques maximes parmi lesquelles j'ai retenu celle-ci : « Tout homme qui découpe a décidé-
» ment le droit de ne pas s'oublier et de mettre de
» côté quelques-uns des meilleurs morceaux. » Profitez donc, Messieurs, tandis que vous êtes les Balthazar de la splendide Babylone ; profanez, par les orgies de votre pouvoir, les vases sacrés de Jérusalem. Buvez, chantez, riez ! encore ce jour, encore cette nuit, hâtez-vous de jouir, car j'ai vu une main mystérieuse tracer votre MANE, THECEL, PHARES !

Passe encore s'il n'y avait que les académiciens, les professeurs, les docteurs ou autres savants de cette espèce qui eussent le droit de nous appeler charlatans; mais, c'est que le peuple s'en mêle, lui aussi! Il copie si facilement tout ce qu'il voit, ce bon peuple! Il croit si facilement tout ce qu'on lui dit. Le peuple aime l'absurde comme le pain et le vin. Il entend dire par son voisin, le médecin ou l'avocat, que les Homœopathes sont des charlatans, et il le croit; et d'ailleurs pourquoi ne le croirait-il pas? — Du jour où nous aurions notre enseignement officiel, ce serait bien différent! Alors tout le monde nous respecterait, tout le monde nous adulerait, même le peuple, surtout le peuple! Il semble bien que notre honneur devrait trouver ce droit dans notre diplome ; mais, hélas ! ce droit n'y est pas !

Mais si celui-là n'y est pas, il y en a du moins bien d'autres, qui constituent *nos droits ou prérogatives dans l'ordre des fonctions universitaires.*

Quand on lit cette phrase, on est tenté de la prendre au sérieux..... comme quand on lit une affiche sur les boulevarts.

Dans ce nouvel *ordre*, notre première prérogative est d'être exclus de l'Académie. Ce n'est pas que nous y tenions, Dieu merci !... Mais j'ai hâte de fuir ce terrain, car je pourrais bien oublier mon serment.

Que nous soyons bannis des Facultés, que notre titre seul d'Homœopathes nous éloigne de toutes sortes de concours plus ou moins officiels, ceci est de toute rigueur et de toute justice.

Je comprends encore que MM. les Allopathes nous refusent en consultations. S'abaisser jusqu'à ce point, c'est bon pour des hommes sans honneur et sans caractère, comme Cruveilhier, par exemple, qui s'est rendu plusieurs fois coupable de ce crime de lèse-Allopathie. Du reste, à franchement parler, je ne comprends pas mieux pourquoi un Homœopathe ferait ou accepterait cette proposition ; c'est tout comme si vous vouliez faire boire au même calice un prêtre et un ministre anglican.

Parmi nos prérogatives, une des plus directes est encore celle que nous avons d'être exclus—pas toujours poliment, — des sociétés ou cercles scientifiques.

Tous les journaux ont raconté l'exclusion de quatre Médecins homœopathes de la *Société anatomique* pour crime de publication homœopathique ; mais tous n'ont pas dit, et tout le monde ne sait pas qu'un Docteur homœopathe n'a pu être admis dans le *cercle de la presse scientifique*, et que le scrutin secret par sa noble négation a servi de paratonnerre à cette société menacée de la foudre. Or, ce *cercle de la presse scientifique* a été institué pour venir en aide aux efforts de la science, pour favoriser le développement des germes du progrès, pour rendre justice au mérite méconnu, pour servir, en un mot, de pôle antagoniste au pôle académique. Il paraît que dans ce barreau magnétique, un Homœopathe n'est digne d'occuper que la ligne neutre. O profondeur de la bêtise humaine ! Décidément notre époque est détraquée, comme dit Hamlet.

Tels sont, MM. les Homœopathes, les droits de votre diplome. Si vous n'êtes pas contents, vous n'êtes pas raisonnables !

XIX

LES DROITS D'UNE ENQUÊTE.

Déjà, dans une de mes thèses, j'ai effleuré le sujet auquel je vais donner ici un plus ample développement. J'ai déjà indiqué les principales espèces d'enquête, je suis donc dispensé d'y revenir. Il ne me reste qu'à parler de la convenance d'une enquête appliquée à la Médecine, et je trouve ma pensée toute traduite par l'article 15 des *Droits de l'homme*, ainsi conçu : « La » société a le droit de demander compte à tout agent » public de son administration. »

Je le sais : En voulant transplanter cet article dans le domaine médical, je vais soulever une tempête dans l'atmosphère de l'enseignement officiel ; mais comme j'ai l'habitude de parler toujours d'après mes convictions profondes, je m'élèverai au-dessus de l'orage, et assez haut, pour que je puisse l'entendre gronder sous mes pieds. Mon unique but est de faire le bien et ce but je l'atteindrai, c'est mon espérance. « Qui désespère de convaincre — a dit un célèbre philosophe — ou blasphème en lui-même la puissance de la vérité, ou manque de confiance dans la vérité des doctrines qu'il annonce. »

Dieu merci ! cette confiance ne nous manque pas.

Dans ces derniers temps, on a trop parlé d'un conseil de discipline appliqué au corps médical, pour que je veuille encore toucher à cette question. Et, du reste, j'aime trop mon indépendance, pour ne pas me mettre dans le camp de ceux qui l'ont repoussée de toutes leurs forces. Si donc je veux une enquête dans le domaine médical, j'en affranchis absolument les hommes et ne la fais peser que sur les doctrines. Cette distinction, je l'espère, calmera le courroux des médecins qui, sans cette réserve, auraient eu le droit de m'accuser d'un infâme attentat à leur dignité personnelle. Je le répète et j'insiste sur cette distinction : Il ne s'agit point ici des hommes, mais seulement des principes.

Cela posé, je développe mon article 15, et je dis :

Dans notre état actuel d'organisation sociale, chaque pièce est solidaire de toutes les autres ; aucune ne fonctionne dans une indépendance absolue. C'est ainsi que tous les pouvoirs s'engrènent et que tous les droits engendrent des devoirs corrélatifs. C'est ainsi que chaque administrateur est à son tour administré ; c'est ainsi que tout agent du pouvoir public est soumis à une responsabilité. Il faut donc la *séparation des pouvoirs*, et dans un état bien organisé, aucun corps particulier quelconque n'a le droit de tenir en main les rênes de ce pouvoir, sans avoir pour frein aucun autre pouvoir modérateur. L'article 16 des *Droits de l'homme*, dit avec la justesse la plus précise : « Toute » société dans laquelle la garantie des droits n'est pas » assurée, ni la *séparation des pouvoirs déterminée*, » n'a point de constitution. »

Revenons à l'article 15.

La société. Qu'est-ce que la *société*? C'est le sujet comme le ministre, c'est l'ignorant comme le savant, c'est le pauvre comme le riche ; la *société*, c'est vous, c'est moi, c'est tout le monde. Donc chacun ayant sa part des devoirs, a sa part des droits. Donc le monopole d'un pouvoir n'appartient à personne

La société *a le droit* ; c'est très-explicite. Il s'agit ici d'un droit direct et absolu, d'un droit qui enlève à celui à qui il s'adresse tout pouvoir d'opposer un refus.

De demander compte : C'est encore très-explicite. Il s'agit encore de l'enquête la plus formelle. C'est le droit de ce riche de l'Evangile qui dit à son économe : « Qu'est-ce que j'entends dire de toi? Rends-moi compte de ton administration, *Redde rationem villicationis tuæ...* »

A tout agent public. J'ai dit dans mes réserves que toutes ces discussions s'agitaient uniquement dans le domaine médical. J'ai protesté contre toute fausse interprétation de mes termes et de mes pensées. Or, ici, quels sont et quels peuvent être nos *agents publics*? Evidemment ce sont les professeurs de la Médecine officielle. Et certes, ils en sont trop fiers et trop orgueilleux pour avoir la moindre tentation de le nier. Et non-seulement ils ne le nient pas, mais ils affirment au contraire qu'ils sont et doivent rester seuls les *agents publics* de l'enseignement médical.

Soit. — Mais pourquoi seraient-ils les seuls et resteraient-ils toujours les seuls agents de cet enseignement? Pourquoi élèveraient-ils autour de ce pouvoir la muraille de la Chine que personne n'aura jamais le droit de franchir? Pourquoi, en un mot, la société n'aurait-elle pas le droit de demander compte à ces agents publics de leur administration?

Voilà MM. les Professeurs officiels renfermés dans l'enceinte sacrée de leur enseignement. Voilà la foule des jeunes étudiants qui couvre tous les jours les bancs des amphithéâtres. Les voilà tous réunis dans le sanctuaire de la science médicale. Que disent les Professeurs? Quelles sont leurs opinions? Quelles sont leurs doctrines? Quel est le pain qu'ils distribuent à ces jeunes intelligences? Comment! aucun pouvoir n'a le droit d'écouter à la porte! Aucun pouvoir n'a le droit de les rappeler à l'ordre! Comment! si le Professeur jette à pleines mains dans le champ de ces fraîches intelligences les germes d'un faux déïsme ou d'un faux panthéïsme, ou les germes du matérialisme

et de l'incrédulité , aucun pouvoir n'aura le droit d'é-
touffer cette semence empoisonnée ! Si le Professeur ,
dans ses cours de physiologie, fait l'homme semblable
à la bête et cherche , par son souffle impur , à éteindre
notre étincelle divine et immortelle , aucun pouvoir
n'aura le droit de rallumer dans le sanctuaire de la
science , le flambeau de la morale et de la religion !
Comment ! si les Professeurs sont incapables de marcher dans la voie des mêmes opinions , si chacun a
une doctrine particulière et souvent opposée à celle
de son confrère , si, en un mot , tant de leçons n'ont
aucune résultante doctrinale , aucun pouvoir n'aura
le droit de dire à chacun d'eux : *redde rationem villicationis tuæ ;* rendez-moi compte de votre enseignement !

Cela devrait être , cela n'est pas , il faut espérer que
cela sera un jour.

Et pourquoi pas ? Pourquoi les Médecins , comme
agents de l'enseignement médical , échapperaient-ils à
la loi qui surveille tous les agents publics ? Pourquoi
les doctrines médicales ne seraient-elles pas soumises
à la censure comme les opinions religieuses ? Pourquoi
toutes les Facultés , en général , et les Facultés de
Médecine en particulier, n'auraient-elles pas un conseil de discipline comme l'armée , la magistrature et
le clergé ?

Je n'ai pas le temps de m'arrêter à toutes ces idées.
Je plante des jalons, et je passe.

Je demande , en second lieu , que l'enquête visite
feuille à feuille les écrits de la Médecine officielle.

Ecrits de toutes sortes, thèses, traités particuliers ou généraux, journaux de Paris ou de la province ; et je ne veux pas remuer les vieilles archives, respectons la poussière antique, ouvrons seulement les livres écrits depuis le commencement du siècle. Je demande deux opinions convergentes, je demande la résultante de tant de systèmes, je demande l'unité, l'harmonie ! — Je vais travestir une pensée de Pascal : — Je frappe à la porte de vos bibliothèques, et le doute seul me répond.

Arrêtons-nous à un seul journal. Parcourons les numéros de l'*Union médicale*, depuis sa naissance jusqu'à ce jour. J'avoue que je n'ai pas le bonheur de l'avoir en ma possession, et que je n'en connais que quelques fragments ; eh bien ! je suis sûr qu'on trouverait dans cette publication tous les éléments pour confondre la vieille Médecine, et pour élever l'édifice de notre doctrine. J'ai le droit d'avoir cette opinion, d'après les quelques pages que j'ai lues. Quel beau livre à faire avec ces éléments ! Ce livre serait intitulé : *L'Allopathie et l'Homœopathie* dans l'*Union médicale*. Quelle source intarissable d'ironie, de sarcasme et de scandale ! Le titre seul fournirait une préface digne de la plume de Rabelais. Que celui qui possède la collection de ce précieux journal écrive ce livre pour l'amour du peuple et des générations futures !

Je voudrais enfin porter l'enquête dans le champ de la clinique, et spécialement dans les hospices. Ici je suis obligé d'apporter dans mon langage la plus discrète modération. Que dirait, en effet, la gent officielle, si j'allais déchirer le voile qui couvre toutes les manœuvres de la thérapeutique dans les hôpitaux ! Le peuple seul les connaît, parce que le peuple seul va porter ses souffrances dans ces refuges humanitaires. Ceux que la mort emporte ne peuvent pas parler ; mais ceux qui en sortent peuvent raconter à quel prix ils ont acheté leur vie misérable ; et pour peu que l'ingratitude étouffe dans leur cœur le sentiment de la reconnaissance et de la charité, ils se plaisent à décrire toutes les tortures auxquelles, par miracle, ils ont été heureux d'échapper.

Le peuple seul sait tout cela, et pourquoi le riche ne le saurait-il pas ? Pourquoi un Pouvoir supérieur n'exercerait-il pas le droit d'une enquête sur une statistique sévère, sur les effets de doctrines aussi capricieuses et sur les manœuvres d'une thérapeutique aussi incertaine et aussi barbare ?

Mais, dit-on, qui fera cette enquête ? Qui sera capable de porter une judicieuse investigation dans le champ de ces doctrines ? Qui ira demander compte à ces *agents publics* de leur administration ?

A cette question, je réponds par un mot bien simple : LA SOCIÉTÉ !—Mais par qui sera représentée la Société ? — A-coup-sûr, ce ne peut être ni par des Allopathes, ni par des Homœopathes, ni par des Médecins quelconques. Ils sont tous trop intéressés dans cette cause pour pouvoir en être établis les juges.

— J'en conviens, c'est logique. Mais le ministre de l'instruction publique sera-t-il embarrassé pour trouver et composer une Commission ? Certes ! il n'est pas bien nécessaire de posséder des connaissances spéciales, pour s'apercevoir si, dans des systèmes quelconques, des doctrines quelconques, des résultats quelconques, il y a unité, harmonie, vérité. Dans la classe des hommes éclairés et raisonnables, on en trouverait mille capables de faire une analyse malheureusement aussi facile. La bonne foi suffit.

Eh bien ! dira-t-on encore, accepteriez-vous, Messieurs les Homœopathes, cette enquête et cette espèce de conseil disciplinaire que vous voulez nous imposer ?

Oui, très-certainement, nous l'accepterions ! Plût au Ciel que demain on nous fît cette proposition. Donnez-nous d'abord notre enseignement officiel, et nous accepterons ensuite toutes vos enquêtes, toutes vos analyses, toutes vos investigations. Nous accepterons surtout, avec bonheur, le parallèle et la comparaison, et bientôt vous verrez que le résultat amènera votre ruine complète. Que demandons-nous ? Notre place au soleil universitaire et notre rayon de liberté.

XX

LES DROITS DES PEUPLES.

Toutes nos discussions se sont déroulées dans le domaine français ; tous les droits que j'ai développés sont renfermés dans ce que la diplomatie appelle le *droit public interne*. Je vais porter ma dernière thèse dans le *droit public externe*, ou droit des gens, ou droit international, que je préfère appeler ici droit des peuples. Nous resterons toujours dans le domaine médical, puisque ses limites circonscrivent tous les peuples.

Il est évident que dans cette discussion le mot peuple sera synonyme de nation.

Le peuple français a la prétention d'être le peuple le plus civilisé du monde. Mon Dieu ! ce n'est pas moi qui viendrai souffler sur cette illusion. Il me semble cependant qu'en dehors de ses limites, il est d'autres peuples chez lesquels le germe du progrès s'est développé avec autant de vigueur que dans notre belle France. On se plaît à faire consister le progrès dans les chemins de fer, dans les bateaux à vapeur, dans le télégraphe électrique, etc. Or, sous presque tous ces rapports, la France n'a guère le *droit de l'orgueil*. Mais si nous portions la question dans le domaine scientifique, et surtout dans le domaine médical, le peuple français, quoi qu'il en dise, se trouverait prodigieusement en retard. — Je le dis, et je le dis à la face des peuples et le pied sur tout faux orgueil national, dans la voie du progrès médical, le peuple français est en retard ; et chose étrange ! comme il ne marche pas, il croit que ceux qui le distancent, s'éloignent du progrès en s'éloignant de sa borne. Nous ne sommes cependant plus au temps des Grecs et des Romains ! Ces deux peuples orgueilleux, qui successivement ont gouverné le monde, s'étaient accoutumés à considérer les autres peuples comme des barbares. Soit dit entre nous, l'Institut français n'imite-t-il pas un peu trop l'ancienne morgue romaine ?

Mais entrons dans notre sujet... Comme pour toutes mes thèses, le développement de celle-ci demanderait au moins un énorme volume, et mon plan ne me permet que quelques paragraphes. Représentez-vous donc ici, qu'avant de dresser mon argumentation, j'ai fait d'abord l'histoire de l'Homœopathie. Aujourd'hui notre doctrine est partout, dans toutes les

parties du monde. Méconnue et repoussée par l'antagonisme officiel, ou reconnue et adoptée officiellement
par les peuples, elle sème des faits dans toute l'étendue
du territoire médical. Tous ces détails historiques étant
supposés développés comme immenses préliminaires,
entrons dans la question.

J'ai dit dans ma première thèse que tous les sujets
d'une même nation étaient égaux devant le droit. Par
extension philosophique, il est aussi rigoureux de
dire que toutes les nations, ou tous les peuples
sont égaux aussi devant le droit. Chacun de nous est
un membre de l'immense famille qui habite notre
petite planète, chaque nation est une famille particulière concourant à former cette grande famille, et si
tous les membres d'une même famille sont égaux,
toutes les familles de la grande famille sont égales ;
toujours devant le droit.

Cela étant, voici comment je raisonne. Je considère
d'abord les faits de la clientèle générale, je veux
entendre la clientèle homœopathique. Je considère
tous les hommes qui ont embrassé notre doctrine, et
qui confient leur vie à sa thérapeutique, et je suis en
droit de conclure que tous ces hommes à qui nous
sommes obligés d'accorder le sens commun, prouvent
que l'Homœopathie est une doctrine sérieuse, et digne
d'être reconnue comme telle, sans quoi ils ne forment
qu'une masse *de pauvres illuminés, d'ignorants abjects
et de misérables charlatans.* Lançons toujours cette
phrase au cœur de nos adversaires ; le don Quichotte

qui l'a écrite ne se doutait pas de la poudre qu'elle renferme.

En présence d'un pareil argument, nous pouvons permettre à tous les incrédules, à tous les opposants et obscurants, de chercher à ébranler l'arbre hahnemannien qui étend ses ramifications dans tout le domaine médical. Et jamais ses racines ne seront desséchées par le poison de la calomnie, jamais son tronc ne pliera sous les coups de l'orage, jamais ses fruits ne tomberont sous les secousses de la tempête.

Donc, que certaine partie du peuple français — la majeure partie si on veut — ne croie pas à l'Homœopathie, c'est le droit de ses convictions; mais à leur tour, les peuples qui y croient ont le droit de répondre : Nous croyons à l'Homœopathie et nous ne voulons pas être traités de *pauvres illuminés, d'ignorants abjects et de misérables charlatans!*

Que répondre à cet argument? Supposons pour un moment que nous n'ayons en France ni chemins de fer, ni vaisseaux à vapeur, ni télégraphe électrique. Supposons que tous ces progrès soient connus dans plusieurs autres nations. Supposons enfin que certains esprits plus éclairés demandent au gouvernement français l'introduction de tous ces progrès, l'Institut aurait-il le droit de répondre : De toutes ces choses nous n'en voulons pas. Nous sommes trop civilisés pour les admettre. Vous dites qu'elles sont en prospérité chez d'autres peuples, c'est possible, mais cela

prouve tout simplement que ces peuples sont de *pauvres illuminés* !

Hélas ! cette supposition n'était-elle pas, il n'y a
que quelques années, une triste réalité ?

Par similitude d'argument, notre institut répond à
nos justes réclamations par cette phrase presque in-
décente : vous dites que votre Homœopathie est reconnue officiellement par d'autres peuples, c'est possible, mais cela prouve tout simplement que ces peuples sont de *pauvres illuminés, des ignorants abjects et
de misérables charlatans !*

Et voilà comment on respecte les droits des peuples !

L'histoire de l'Homœopathie nous apprend encore
que cette doctrine a, dans plusieurs autres nations, ses
écoles officielles et ses hôpitaux officiels. A la tête
de ces écoles et de ces hôpitaux nous avons nos professeurs spéciaux.—Quel est leur nombre? Je n'en
sais rien. Mais ne seraient-ils que douze comme les
apôtres du Christ, pourquoi n'auraient-ils pas le
droit de rédiger le *Nouveau-Testament* de notre doctrine médicale? pourquoi n'auraient-ils pas le droit
d'aller et d'enseigner toutes les nations?

Je reviens à mon argument et je vais en tirer la
même conclusion. Ou l'Homœopathie a le droit d'avoir
son enseignement en France comme dans les autres
nations, ou tous ces professeurs sont de *pauvres illuminés !* Cette conséquence est brutale comme un canon
rayé. Et cependant, la charité vous oblige, Messiéurs
les *opposants*, à supposer à tous ces hommes, à tous

ces professeurs, la même dose d'intelligence que vous vous accordez peut-être à juste titre. En vérité, en vérité, il est honteux que de pareils hommes soient obligés de recevoir l'averse d'aussi sales injures ! O folie immense du dix-neuvième siècle ! C'est comme si on disait : L'Homœopathie a ses professeurs dans d'autres nations, c'est possible, mais cela prouve tout simplement que ces professeurs sont de *pauvres illuminés, des ignorants abjects et de misérables charlatans !*

— Et voilà comment on respecte les droits des peuples !

Elevons notre argumentation de quelques crans sur l'échelle de la logique. Tous ces professeurs officiels de nos écoles et de nos hôpitaux ont été nommés par *quelqu'un,* ont été autorisés par *quelque Pouvoir.* Or, ce pouvoir est représenté ici par des reines, des rois, des empereurs. Pourquoi ces reines, ces rois, ces empereurs ont-ils investi nos professeurs du droit sacré de l'enseignement homœopathique? Leur détermination est-elle assise sur la saine raison, sur le sens commun ? Tout cela prouve-t-il que l'Homœopathie ait le droit de demander en France son enseignement officiel ?

Toujours le même argument. Ou l'Homœopathie est une doctrine médicale sérieuse, ou toutes ces reines, tous ces rois, tous ces empereurs, sont de pauvres ILLUMINÉS ! Il faut encore oser dire le mot, et le dire encore plus fort. C'est enfin comme si l'on disait : des rois, des reines et des empereurs ont reconnu et

autorisé l'enseignement officiel de l'Homœopathie ,
c'est possible: mais cela prouve tout simplement que
ces rois , ces reines et ces empereurs sont *de pauvres
illuminés, des ignorants abjects et de misérables charlatans !*

— Et voilà comment on respecte les droits des
peuples !

Je vous place, Messieurs nos ennemis, sur la braise
de ces arguments ; osez montrer le courage stoïque de
Mucius Scévola !

. . . .

. . . .

J'ai dit : et le Peuple saura de grandes choses qu'il
ignorait, et il ne sera pas toujours environné de ténèbres , et bientôt , dans son esprit , le jour se fera !...
Et alors on dira comme le prophète Isaïe : « Le peuple
» qui marchait dans les ténèbres a vu une grande
» lumière, et la lumière a relui sur ceux qui habitaient
» dans le pays de l'ombre de la mort. »

TABLE.

—

BIBLIOTHÈQUE IMPÉRIALE IMPR.

On trouve chez les mêmes Libraires:

CONFÉRENCES SUR L'HOMŒOPATHIE

PAR LE D^r

Michel GRANIER (de nimes)

LE MÊME OUVRAGE

TRADUIT EN ANGLAIS

Par H. WILKINSON et A. CLARK

LONDON,

LEATH and ROSS, 5, St. PAUL'S CHURCHYARD,

And 9, VERE Street, OXFORD Street.

LEAMINGTON,

LEATH and WOOLCOTT, 81, LOWER PARADE.